Elisabeth Lange

Gezielt einkaufen! Die richtigen Lebensmittel bei Kinderwunsch

Der aktuelle Einkaufsführer
Qualität mit einem Blick erkennen

Mosaik

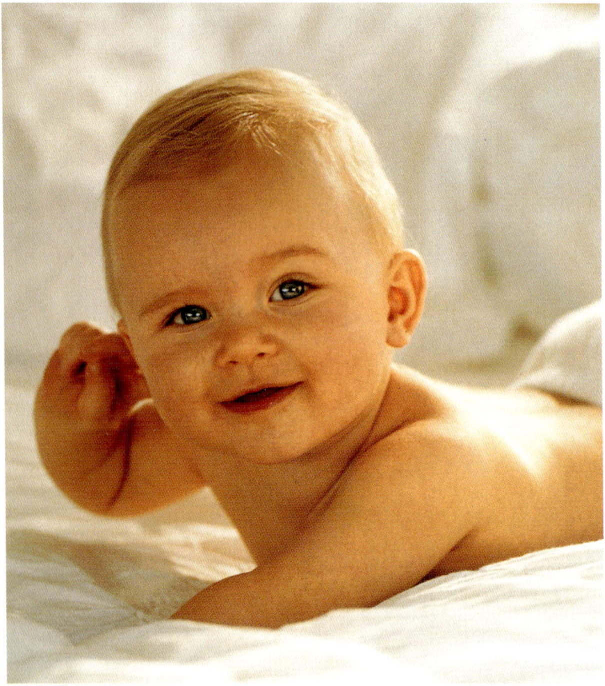

Fruchtbarkeit: Anders essen für ein Wunschkind

Die Zahl der Paare, die jahrelang vergeblich auf ein Kind warten und sich schließlich den Strapazen der Reproduktionsmedizin aussetzen, steigt an. Doch selten sind medizinische Hightechmethoden wirklich nötig. Eine vernünftige Art zu leben und nicht zuletzt eine ausgewogene Ernährung haben oft größeren Einfluss auf die Fruchtbarkeit als die Kunst der Ärzte. Das Leben des Menschen beginnt mit einer einzigen Zelle. Für jede weitere Zellteilung bis zur Geburt liefert die Mutter alle Nährstoffe, Sauerstoff und Energie. Ist auch nur einer der rund 30 wichtigen Nährstoffe knapp, sinkt die Chance, schwanger zu werden. Eine Ernährungsweise mit genügend Vitaminen, Mineralstoffen und ungesättigten Fettsäuren bietet dem weiblichen Körper die beste Voraussetzung für eine Empfängnis. Im Prinzip gelten für die Zeit, bis sich ein Kind angemeldet hat, die allgemeinen Regeln einer gesunden Ernährung.

Festmahl für Eltern in spe

- Essen Sie möglichst abwechslungsreich, viel kurz gegartes Gemüse, knackige Salate, frisches Obst, Vollkornprodukte, Milch und Käse.
- Greifen Sie seltener als sonst zu haltbaren Lebensmitteln und Gebäcksorten, die reichlich Fett enthalten. Im Tabellenteil erkennen Sie diese Lebensmittel an einem roten Punkt oder warnenden Blitz.
- Bringen Sie mindestens zweimal pro Woche Fisch auf den Tisch und bevorzugen Sie dabei Sorten mit grünem Punkt.
- Genehmigen Sie sich öfter ein Stück Obst anstelle von Süßigkeiten oder Eis.
- Trinken Sie reichlich, aber keine alkoholischen Getränke.

Zu dünn oder zu dick für ein Baby?

Junge Frauen neigen dazu, ihre Körperformen dem Diktat der Mode zu unterwerfen. Doch

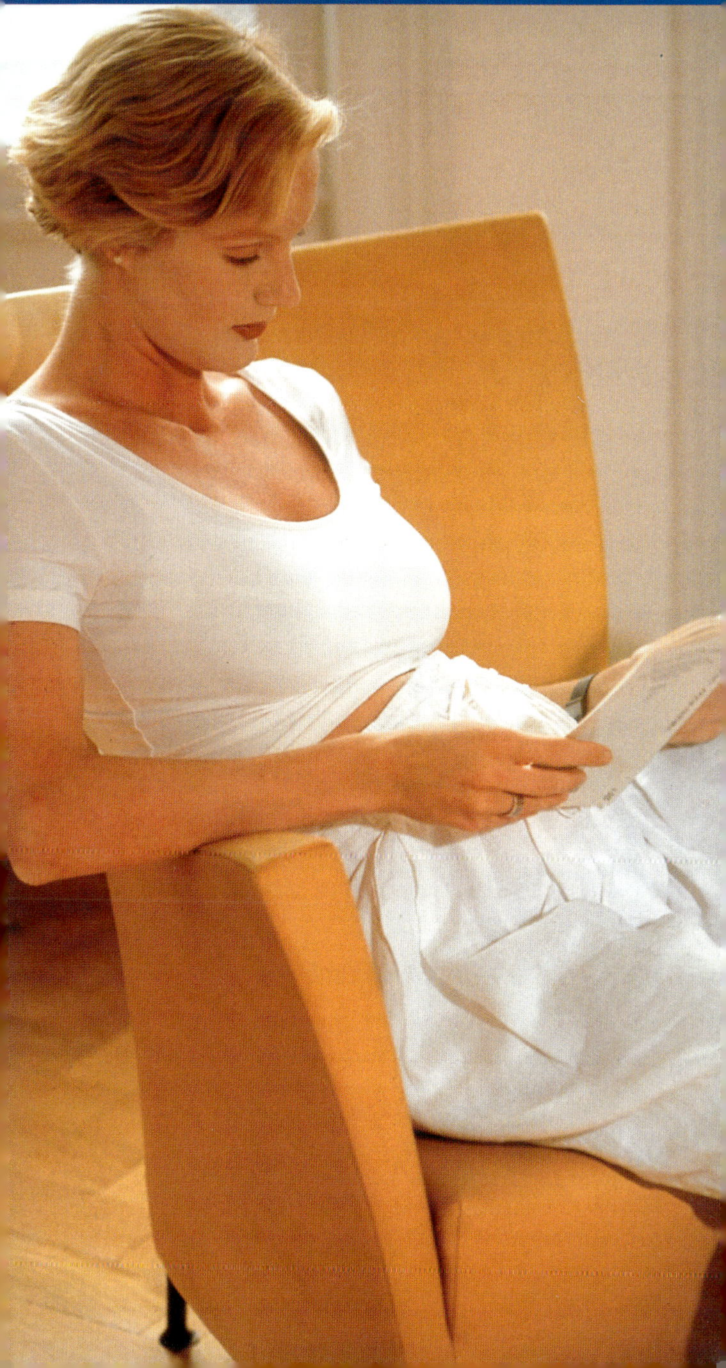

die weiblichen Fettpolster an Hüften, Po und Busen spielen eine zentrale Rolle für die Produktion von Hormonen, deren feines Zusammenspiel eine Empfängnis erst ermöglicht. Der Fettgehalt des Körpers entscheidet auch über die Chancen für eine erfolgreiche Schwangerschaft und ein gesundes Baby. Ist eine Frau zu dünn oder sehr dick, verringert sich ihre Fruchtbarkeit. Kommt es dennoch zur Schwangerschaft, ist nicht selten eine Fehl- oder Frühgeburt die Folge oder es wird ein untergewichtiges kränkliches Kind geboren. Sinkt der Körperfettanteil einer Frau durch Diäten oder übermäßiges Körpertraining unter ein bestimmtes Maß, so bleiben Eisprung und Periode aus, denn der Organismus interpretiert solche Phasen als „Hungersnot", in der eine Schwangerschaft Mutter und Kind gefährden würde. Übermäßig große Fettpolster dagegen bringen das hormonelle Gleichgewicht durch zu viel Östrogen aus dem Lot. In beiden Fällen ist Unfruchtbarkeit die Folge. Die medizinische Diagnose lautet dann – unabhängig von der Ursache: Funktionsschwäche der Eierstöcke.

Fruchtbarer durch vegetarisches Essen?

Frauen, die kein Fleisch essen, ernähren sich unter dem Strich oft gesünder und ausgewogener als Fleischfans, vor allem wenn Eier, Fisch und Milchprodukte regelmäßig auf dem Speisezettel vertreten sind. Extreme pflanzliche

Frühzeitig abnehmen

Frauen, die nicht nur rund oder mollig, sondern extrem übergewichtig sind, erhöhen ihre Aussicht, ein Kind zu bekommen, wenn sie Pfunde verlieren. Haben sie ihr Wunschgewicht erreicht, sollten sie jedoch die Verhütungsmittel nicht gleich absetzen, sondern mindestens sechs Monate warten, bis sich der Körper von der Strapaze einer nährstoffarmen Diät erholt hat. Kurz nach einer Diät empfangene Babys könnten unter den erschöpften Nährstoffdepots leiden.

Manneskraft braucht Nährstoffe

Stärkungsmittel (Aphrodisiaka) aus dem Sexshop haben auf die Potenz und die Zeugungsfähigkeit des Mannes bestenfalls einen psychologischen Effekt. Dagegen ist die Wirkung optimaler Ernährung auf die Manneskraft durchaus beweisbar. Fehlt dem Körper z. B. über längere Zeit Jod, so lassen Lust und Kondition des Mannes erheblich nach. Eine Jodzufuhr wirkt dann erstaunlich belebend. Mangel an Vitamin C und an Spurenelementen wie etwa Zink und Selen zeigen sich in schlechter Qualiät des Spermas. Männer, die sich über längere Zeit einseitig ernähren, produzieren außerdem weniger vom Sexualhormon Testosteron, das müde Männer nachweislich munter macht. Gift für Manneskraft und Fruchtbarkeit ist – auch wenn einige Männer hier gern „Stärke" zeigen – allzu häufiger und reichlicher Alkoholkonsum.

Diäten ganz ohne tierische Lebensmittel behindern die Fruchtbarkeit – wahrscheinlich weil zu wenig Eiweißbausteine (essenzielle Aminosäuren), Kalzium, Eisen, Zink und Vitamin B12 enthalten sind. Außerdem liefern solche Diäten wenig Energie und gaukeln dem Körper Nahrungsknappheit vor. Fachleute beobachten in der Praxis häufig, dass Frauen erst dann schwanger werden, nachdem sie von der einseitig veganen Ernährung auf eine ausgewogenere Kostform (die Milch und Eier enthält) umgestiegen sind.

Ohne Jod unfruchtbar

Frauen, die schwanger werden möchten, aber niemals Fisch, Meeresfrüchte oder Algen anrühren und auch kein Jodsalz verwenden, dürfen sich nicht wundern, wenn ihr Wunsch unerfüllt bleibt. Die Bundesbürger nehmen im Schnitt nur gut die Hälfte der benötigten Menge an Jod zu sich, weil der natürliche Jodgehalt in den Lebensmitteln, die sie verzehren, gering ist. Jodreich sind nur Nahrungsmittel aus dem Meer. Bei starkem Jodmangel gerät der

Monatszyklus der Frau aus dem Takt. Kommt es trotzdem zu einer Befruchtung, siedelt sich das Ei oft nicht in der Gebärmutter an. Im Fall einer Schwangerschaft muss mit Missbildungen und verzögerter geistiger Entwicklung des Kindes gerechnet werden.

Wichtig vor der Schwangerschaft: Folsäure

Vitamin C kennt jeder. Doch Frauen mit Kinderwunsch sollten sich den Namen Folsäure merken. Erhält eine Frau zu wenig von diesem im Essen der meisten Deutschen knappen B-Vitamin, entstehen schlimmstenfalls schwere Missbildungen beim Baby: Von 10 000 Kindern werden 13 mit einer Missbildung der Wirbelsäule, dem so genannten offenen Rücken, geboren. Weitere 17 Kinder kommen mit einem gespaltenen Gaumen (Hasenscharte, Wolfsrachen) zur Welt, andere mit Missbildungen im Bereich von Kopf, Nieren und Blase. Solche Folgen von Vitamin-B-Mangel wären in den meisten Fällen zu vermeiden gewesen, wenn die Frau *rechtzeitig vor der Empfängnis* ein Folsäurepräparat eingenommen hätte. Bekommt sie vom Arzt erst dann Folsäure, wenn die Schwangerschaft festgestellt wird – wie in über 70 Prozent der Fälle –, ist es zu spät. Der offene Rücken (Spina bifida) entsteht in der dritten und vierten Schwangerschaftswoche, Gaumen und Oberkiefer schließen sich in der dritten bzw. achten Woche. Entdeckt werden die meisten

Folsäurereiche Lebensmittel

100 Gramm Lebensmittel	Mikrogramm Folsäure
Algen, getrocknet	1840
Bierhefe	3170
Weiße Bohnen, Linsen, Erbsen	210 bis 245
Weizenkeime	520
Weizenkleie	330
Wirsing, Spargel, Rosenkohl, Spinat, Weißkohl, Rote Bete, Fenchel, Sonnenblumenkerne	80 bis 100

Erst Folsäure, dann ein Kind

Frauen, die in nächster Zeit schwanger werden möchten oder diese Möglichkeit auch nur einkalkulieren, sollten zur Vorsicht ein spezielles Multivitaminpräparat nehmen, dass eine Tagesdosis von 400 Mikrogramm Folsäure enthält. Richtig zusammengesetzt sind Präparate für Schwangere und Stillende (Apotheke), die nach der Empfängnis weiter genommen werden können. Der Grund für eine solche Vorsichtsmaßnahme: Einige Menschen benötigen aufgrund ihrer genetischen Anlage wesentlich mehr Folsäure als andere und können ihren erhöhten Bedarf nicht allein durch Nahrungsmittel decken. Experten schätzen, dass jeder Zwanzigste betroffen ist. Weil der Arzt nicht feststellen kann, wer diese Veranlagung besitzt, rät man Frauen mit Kinderwunsch generell zur Vitaminpille. Sie schützt das Kind und kostet wenig.

Schwangerschaften jedoch erst in der sechsten bis achten Woche.

Unfruchtbarkeit als Schutz

Die Natur ist weise. Trotz der knappen Versorgung vieler Mütter mit Eisen, Jod und/oder Folsäure werden nur wenige Kinder mit Missbildungen geboren. Der Grund: Besteht ein ausgeprägter Mangel an einem wichtigen Nährstoff, kommt es erst gar nicht zur Befruchtung. Entweder kann sich der Fötus nicht einnisten, oder die Plazenta entwickelt sich nicht optimal. Nährstoffmangel macht also unfruchtbar. Auf diese Weise sorgt die Natur dafür, dass möglichst wenige behinderte Babys zur Welt kommen. Sie weist damit aber auch den Weg zu einer verbesserten Fruchtbarkeit. Frauen, die schwanger werden möchten, können mit optimaler Ernährung und einem Plus an Vitaminen und Mineralstoffen ihre Chancen auf eine problemlose Schwangerschaft und ein gesundes Kind deutlich erhöhen – ohne aufwendige medizinische Behandlung und ohne Risiko.

Achtung: Vitamin A in Leber

Zwar ist Leber eine vorzügliche Quelle für Folsäure und andere Vitamine, doch rät das Bundesamt für gesundheitlichen Verbraucherschutz allen Frauen im gebärfähigen Alter, die eine Schwangerschaft nicht ausschließen können, auf Leber zu verzichten. Es sind keineswegs nur Schadstoffe oder Verunreinigungen, vor denen die Experten warnen, sondern ein Vitamin: das fettlösliche Vitamin A. In kleinen Mengen ist Vitamin A lebenswichtig, in großen dagegen giftig. Durch Vitamin-A-Zusätze im Tierfutter, aber auch natürlicherweise wird dieses Vitamin in der Tierleber angereichert. Theoretisch kann schon eine einzige große Portion Leber innerhalb der zweiten bis fünften Schwangerschaftswoche Missbildungen beim Fötus verursachen. Das meinen jedenfalls Fachleute des Bundesinstituts. Andere Experten halten ein drastisches Verbot von Leber für übertrieben. Sie warnen vielmehr vor Vitamin-A-haltigen Medikamenten, wie sie bei Akne verschrieben werden, und vor Multivitaminpräparaten, die Vitamin A (z. B. Retinol, Retinyl-Palmitat) enthalten (in der Apotheke fragen). Das so genannte Provitamin A (Betakarotin) ist übrigens ungefährlich. Fazit: Wer sich ein Kind wünscht, sollte sicherheitshalber auf Leber verzichten, bis das Baby da ist (im Tabellenteil sind entsprechende Produkte in roter Schrift aufgeführt). Hat eine Frau, ohne von ihrer Schwangerschaft zu wissen, in den ersten drei Monaten Leber gegessen, muss sie sich trotzdem keine Sorgen machen. Denn bisher ist weltweit nur ein einziger Problemfall bekannt geworden und selbst dieser ist nicht schlüssig bewiesen.

Unwohlsein und Brechreiz

Jede zweite Frau quält sich zu Beginn der Schwangerschaft mit Anfällen von Übelkeit. Warum das so ist, weiß man nicht genau. Wahrscheinlich verstärken Schwangerschaftshormone den Geruchssinn, um werdende Mütter vor verdorbenem Essen oder vor Feuer (Rauch) zu schützen. Doch kann die überfeine Nase

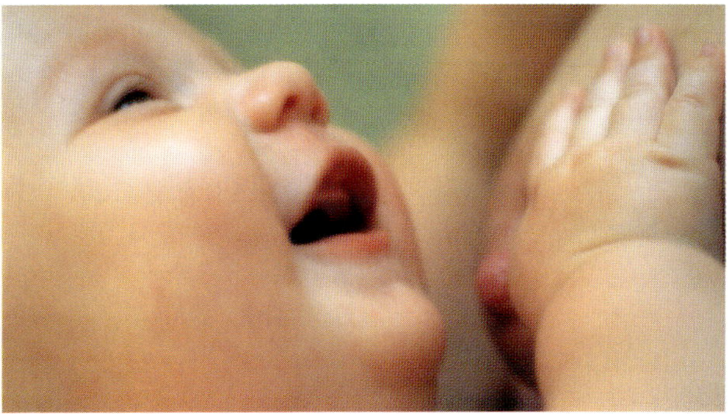

Brechreiz verursachen, wenn Düfte zu intensiv werden. Die meisten Frauen finden schnell heraus, welche Speisen und Gerüche ihnen missfallen, und machen einen großen Bogen darum. Manchen hilft es auch, zuerst die feste Nahrung zu sich zu nehmen und danach, wenn alles glücklich unten ist, etwas zu trinken. Übelkeit in der Schwangerschaft wird erst gefährlich, wenn eine Frau so häufig erbrechen muss, dass sie zu viel Flüssigkeit und Gewicht verliert. Dann hilft der Arzt mit Infusionen.

Erwartungsvoll essen

Lange glaubte man, ein Kind im Mutterleib würde sich von den Nährstoffreserven der Mutter einfach nehmen, was es braucht. Äße sie beispielsweise zu wenig kalziumreiche Nahrungsmittel, so würde sich der Fötus an dem Kalk ihrer Knochen und Zähne bedienen. Heute weiß man es besser. Jedes Mikrogramm an Nährstoffen, das zum Kind gelangt, stammt vom Teller der Mutter. Es sind nicht die Vorräte, sondern die Essgewohnheiten der Frau, die über die Versorgungslage des heranwachsenden Kindes entscheiden. Über Plazenta und Fruchtwasser gelangen Nährstoffe bis in die Zellen des Kindes und greifen dort sogar in die Erbsubstanz ein (Genregulation). Manche Veranlagung eines Erwachsenen, etwa zu robuster Gesundheit oder allgemeiner Krankheitsanfälligkeit, zu Übergewicht oder zu Diabetes, wird – so glauben Forscher – bereits in den ersten Wochen nach der Empfängnis durch das Nahrungsangebot der

Mutter beeinflusst. Vereinfacht ausgedrückt: Das Kind leidet womöglich lebenslang unter einer geschwächten Kondition, wenn in der Schwangerschaft bestimmte Nährstoffe Mangelware waren.

Kalorien für zwei

In der „guten alten Zeit" hielt man werdende Mütter dazu an, für zwei zu essen, also doppelte Portionen zu sich zu nehmen. Heute rät man ihnen, in den ersten drei Schwangerschaftsmonaten nur 100 Kalorien mehr zu essen, vom vierten bis zum neunten Monat reichen etwa 300 zusätzliche Kalorien. Stillende Mütter sollten nicht viel mehr als 500 Kalorien zusätzlich zu sich nehmen, wenn sie am Ende der Stillzeit wieder auf ihr „Vor-dem-Kind-Gewicht" kommen wollen. Sehr schlanke Mütter benötigen jedoch allein für die Milchproduktion eine Zulage von bis zu 800 Kalorien.

Gutes Essen, gute Milch

Nicht nur das Kind im Bauch, auch der Säugling, der gestillt wird, profitiert von guten Ernährungsgewohnheiten der Mutter. Liegt der Fettgehalt im Essen hoch, ist auch die Muttermilch fetter. Sogar die Zusammensetzung der Fette spiegelt sich in der Milch wider. Der Eiweißgehalt der Milch steigt, wenn die Mutter viel Fleisch, Käse und Eier isst, und natürlich wandern auch Vitamine und Mineralstoffe in die Milch hinüber. Andererseits tauchen auch eventuelle Schadstoffe aus den Fettdepots der Mutter in der Milch auf, falls sie versucht, während der Stillzeit allzu stark abzunehmen.

Milch mit Knoblauchduft

Gestillte Kinder wissen genau, was Mama gern isst. Nicht nur die intensive Würze des Knoblauchs gelangt in die Milch, sondern viele Geschmacks- und Aromastoffe, die die Nahrung der Mutter enthält. Manche Forscher vermuten deshalb, dass diese frühen „kulinarischen" Erfahrungen das spätere Essverhalten der Kinder prägen.

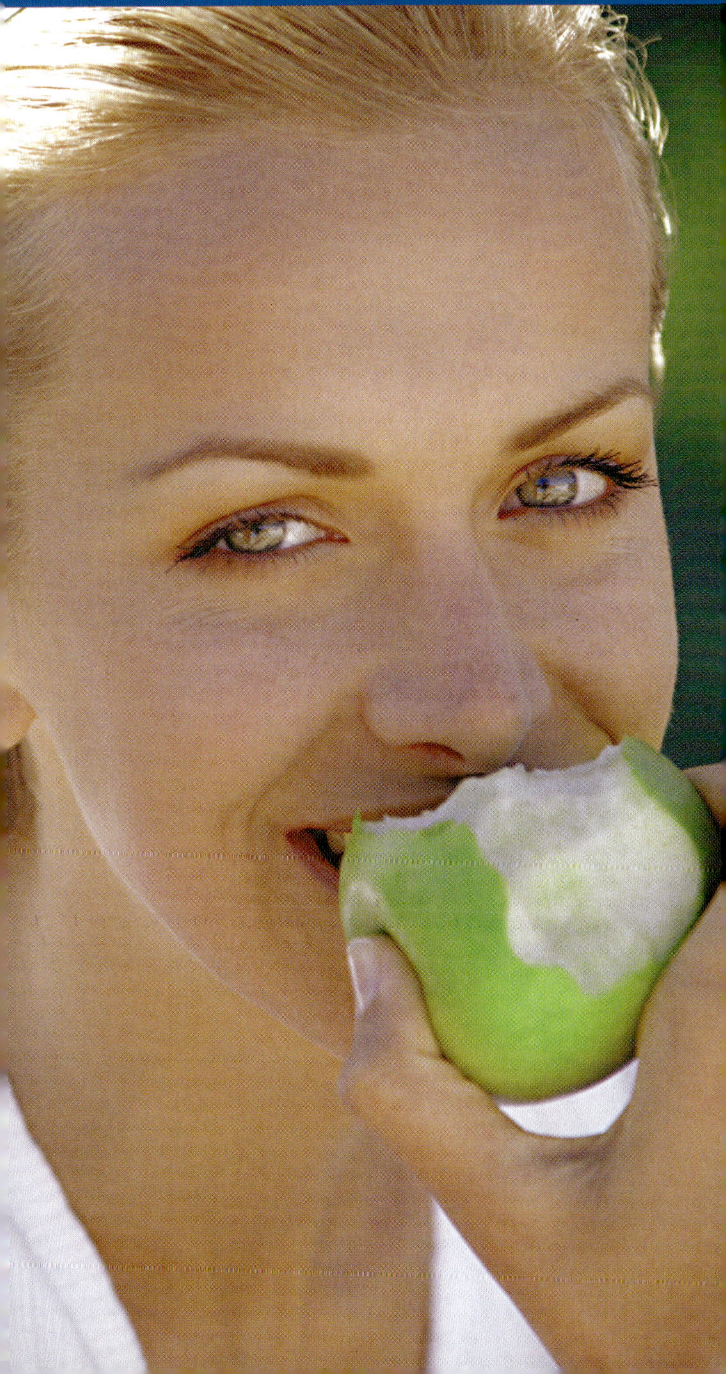

Wie Sie dieses Buch nutzen können

Frauen, die sich ein Kind wünschen oder bereits schwanger sind, machen sich über die Qualität von Lebensmitteln mehr Gedanken als andere. Dieses Buch hilft, den täglichen Einkauf in puncto Nährstoffgehalt besser einzuschätzen. Wer im Tabellenteil nachschaut, findet keine Kalorienangaben, erfährt nichts über Proteine, Mineralstoffe oder Fett in Gramm oder Prozent. Stattdessen sieht man dort grüne, gelbe oder rote Punkte, einen warnenden Blitz oder Produkte in roter Schrift. Wir haben jeweils die spezifische Nährstoffdichte ermittelt, also die Menge an nützlichen Inhaltsstoffen pro Kalorie oder Joule. Dann wurde jeweils die Menge an Risikostoffen ermittelt und zu den Nährstoffen ins Verhältnis gesetzt. Weil ein Buch wie dieses durch ein Übermaß an Informationen beim Einkaufen unbrauchbar wäre, mussten so viele Fakten wie möglich in die Beurteilung nach Punkten einbezogen werden. Oft genug hätten wir gern ein „Grün plus", ein „Grüngelb" oder ein „Dreiviertelrot" gewählt. Doch jede weitere Differenzierung erschwert die Einschätzung der Qualität für den Leser.

Ohne Kalorien- und Mengenbeschränkung

Dieses Buch hilft Ihnen, die Qualität der aufgeführten Lebensmittel mit einem kurzen Blick einzuordnen. Aber natürlich kann eine so augenfällige Bewertung wie die nach dem Ampelsystem nicht alle Aspekte und Inhaltsstoffe berücksichtigen. Und wie viel Sie von einzelnen Lebensmitteln essen, bleibt ohnehin Ihnen überlassen. Eine große und schlanke Frau, die sich häufig bewegt, darf natürlich kräftiger zulangen als eine Frau, die mit den Pfunden zu kämpfen hat und ihre Muskeln selten beansprucht. Zu Beginn jedes Kapitels hilft Ihnen ein kurzer Text, den Stellenwert der betreffenden Gruppe von Lebensmitteln im Großen und

● *für „Gute und sehr gute Lebensmittel“*
Regelmäßig davon essen, um dem Körper möglichst viele der in diesen Produkten enthaltenen Nährstoffe zur Verfügung zu stellen

● *für „Basisnahrungsmittel“*
Gute Lebensmittel, die für die notwendige Vielfalt an lebenswichtigen Nährstoffen sorgen

● *für „Maßvoll genießen“*
Lebensmittel, die zwar in ihrer Zusammensetzung nicht ideal sind, jedoch in kleinen Mengen zum Essgenuss beitragen

ϟ *für „echten Luxus“*
Diese Lebensmittel gehören nicht täglich auf den Tisch, aber jede Frau kann darin einmal im Monat schwelgen oder sich das betreffende Produkt ab und zu in kleinen Mengen gönnen

Lebensmittel in roter Schrift
Auf diese Lebensmittel sollten sowohl Frauen, die sich bald ein Kind wünschen, als auch Schwangere völlig verzichten. Die Produkte enthalten entweder Substanzen, die der Entwicklung des Kindes schaden, oder eventuell Bakterien, die die Schwangerschaft gefährden

Ganzen einzuschätzen. So sollten Sie beispielsweise beim Kapitel Brot und Getreideprodukte möglichst viele grüne Punkte sammeln. Aus den Kapiteln Obst und Gemüse empfehlen Ernährungsexperten fünf „grüne“ Portionen täglich. Und bei den Kapiteln Süßspeisen, Kuchen und Naschwerk sind die mit einem grünen Punkt gekennzeichneten Produkte am günstigsten für Sie.

Die Besten der Gruppe

Vergleichen Sie Produkte jeweils nur innerhalb ihrer eigenen Gruppe. Ein roter Punkt bei Ölen und Fetten entspricht keineswegs dem roten Punkt bei Brot oder bei Milchprodukten; dafür sind die einzelnen Gruppen viel zu unterschiedlich zusammengesetzt und spielen im Rahmen einer optimalen Ernährungsweise verschiedene Rollen.

Das Fett selbst auswählen

Viele Fertigprodukte erfordern keine weiteren Zutaten. Bei anderen dagegen ist die Zugabe von Fett oder Milch nötig. Wir haben Letztere besser bewertet, weil man bei ihrer Zubereitung sowohl die Fettmenge als auch die Qualität des Fetts selbst in der Hand hat. Um Kartoffelbreipulver mit Milch anzurühren, kann man statt Vollmilch fettarme Milch wählen. Kommen an eine Fertigsauce noch 100 Gramm Butter, nimmt man vielleicht lieber Diätmargarine, reduziert die Buttermenge oder entscheidet sich für „halb und halb". Ähnliches gilt für die Zugabe von Bratfett, Sahne oder Crème fraîche. Es lohnt sich, selbst zu entscheiden, welches Fett man verwendet oder ob man auf eine Fett sparende Alternative umsteigt, um die gesparten Fettkalorien dem Kind zuliebe in nährstoffreiche Lebensmittel anzulegen.

In Rubriken wie etwa Kuchen, Süßigkeiten, Fertiggerichte und Fette stehen die Punkte allein für eine qualitative Rangfolge, also „Grün" für die beste Zusammensetzung, „Gelb" für den zweiten und „Rot" für den dritten Rang. Der Blitz warnt vor ungünstigen Nährstoffprofilen.
Frauen, die sich ein Kind wünschen, sollten sich eine Minute Zeit nehmen und die Packungsaufschrift genau lesen, bevor sie ein Produkt in ihren Einkaufswagen legen. Eine gesetzliche Regelung will jetzt europaweit für mehr Durchblick bei Fertigprodukten sorgen und dem Kunden garantieren, dass wirklich drin ist, was auf der Packung an guten Zutaten ausgelobt wird. Der Gesetzgeber schreibt deshalb in vielen Fällen Mengenangaben für wichtige Zutaten vor. Findet man etwa bei einem tiefgekühlten panierten Fischfilet in der Zutatenliste die Angabe „Seelachsfilet: 50 %", so lässt sich daraus unschwer folgern, dass nur die Hälfte des Produkts aus Fisch besteht, der Rest aus einer Mischung von Paniermehl, Fett, Stärke, Gewürzen usw. Dank solcher Angaben kann der Kunde sich etwa auch bei

einer Lachsmousse informieren, wie viel Lachs darin enthalten ist, oder bei Chili con carne den Hackfleischgehalt prüfen. Bei Werbesprüchen wie beispielsweise „mit viel Gemüse“ muss die Zutatenliste neuerdings ebenfalls Auskunft darüber geben, was der Hersteller mit „viel“ tatsächlich meint.

Den Speiseplan individuell gestalten

Der Einkaufsführer soll Ihnen Ihren ganz persönlichen Ernährungsstil ermöglichen und Freiraum geben für spezielle Gelüste, wie sie während einer Schwangerschaft nicht selten vorkommen. Wer vor lauter Sorge um das Kind von heute auf morgen den Speisezettel auf den Kopf stellt und beispielsweise plötzlich jede Menge rohes Gemüse und Getreide isst, bekommt möglicherweise erst einmal Verdauungsprobleme. Die beste Art, Änderungen ohne einen Verlust an Lebensqualität zu erreichen, ist, die Sache positiv anzugehen. Also sagen Sie nicht: „Ab morgen esse ich nie wieder Schokoladeneis“, sondern: „Ab morgen esse ich jeden Tag frisches Obst“ – und kaufen Sie gleich einen Vorrat davon ein. Meist rücken dann die Süßigkeiten von selbst in den Hintergrund.

Wo kaufen?

Der Einkaufsberater sagt Ihnen, wo man welche Lebensmittel bekommt. Produkte, die nicht im üblichen Lebensmittelhandel angeboten werden, sind deshalb mit einem Buchstaben gekennzeichnet.

(H) für Heimservice: Die Waren werden regelmäßig ins Haus gebracht

(R) für Reformhaus: Eine Reihe von Herstellern vertreibt ihre Produkte ausschließlich im Reformhaus

(V) für Versandhandel: Hier bestellt man schriftlich oder telefonisch und bekommt die Waren zugeschickt

(A) für Apotheke

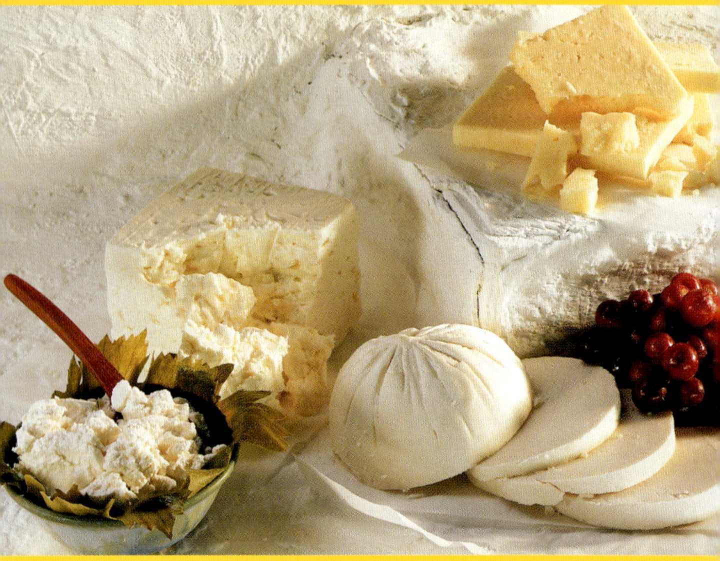

Nahrhaftes von der Kuh

Milch und Milchprodukte
Milchersatzprodukte
Käse und Quark

Wer sich auf ein Kind freut und ihm gute Startchancen ermöglichen möchte, wählt mehrfach täglich Lebensmittel aus diesem Kapitel. Milchprodukte sind nicht nur die beste Quelle für hochwertiges Eiweiß und den Knochen bildenden Mineralstoff Kalzium, der enthaltene Milchzucker hilft dem Körper darüber hinaus, Mineralstoffe gut zu verwerten. Weil magere Milchprodukte mit weniger Kalorien mehr Nährstoffe liefern, wurden sie besser bewertet als sahnige Produkte.

Milch und Milchprodukte, Milchersatzprodukte

- Actimel Joghurt und Drink, alle Sorten, Danone
- Bioghurt Becher Diät, 0,1 % Fett, Onken
- Buttermilch
- Buttermilch mit Zusätzen, z. B. Multivitamin-Buttermilch
- ϟ Crème double
- ϟ Crème fraîche, auch mit Kräutern, Knoblauch, Paprika, Zwiebeln
- Creme Quark, Onken
- DailyFit Joghurt, alle Sorten, Ehrmann
- Dicke Milch, alle Sorten, natreen
- Dickmilch, 1,5 % Fett
- Dickmilch, 3,5 % Fett
- Dickmilch, 10 % Fett
- Fruchtdickmilch, 1,5 % Fett
- Fruchtdickmilch, 3,5 % Fett
- Fruchtdickmilch, 10 % Fett
- Fruchtjoghurt – Diät, 0,3 % Fett
- Fruchtjoghurt – Diät, auch mit Körnern, 1,5 % Fett
- Fruchtjoghurt – Diät, auch mit Körnern, 3,5 % Fett
- Fruchtjoghurt – Diät, 10 % Fett
- Fruchtjoghurt, 1,5 % Fett
- Fruchtjoghurt, 3,5 % Fett
- Fruchtjoghurt, 10 % Fett
- Fruchtquark – Diät, auch mit Körnern, 0,3 % Fett
- Fruchtquark, 1,5 % Fett
- Fruchtquark, über 5 % Fett
- H-Milch, 0,3 % Fett (entrahmte Milch)
- H-Milch, 1,5 % Fett (fettarme Milch)
- H-Milch, 3,5 % Fett (Vollmilch)
- Joghurt natur, 1,5 % Fett
- Joghurt natur, 3,5 % Fett
- Joghurt natur, 10 % Fett
- Kaffeesahne
- Kaffeeweißer (pflanzliche Kondensmilch in Pulverform)

- ● Kefir, natur oder auf Frucht, bis 1,5 % Fett
- ● Kefir, natur oder auf Frucht, 3,5 % Fett
- ● Kefir, natur oder auf Frucht, 10 % Fett
- ● Knusper Joghurt, alle Sorten, Müller
- ● Kondensmilch, bis 4 % Fett
- ● Kondensmilch, über 4 % Fett
- ϟ Kondensmilch, alle Fettstufen, gezuckert
- ● LC1 Joghurt, Quark, Getränk, alle Sorten, Nestlé
- ● Magermilchpulver
- ● Milch, 1,5 % Fett (fettarme Milch)
- ● Milch, 3,5 % Fett (Vollmilch)
- ● Milchreis mit Frucht, alle Sorten, natreen
- ● Milchreis, natur oder mit Frucht, 1 % Fett
- ● Milchreis, natur oder mit Frucht, 3 % Fett
- ● Milchreis, natur oder mit Frucht, 10 % Fett
- ● Moccajoghurt, 3,5 % Fett
- ● Molke
- ● Molkenpulver
- ● Nussjoghurt, 3,5 % Fett
- ● Probiotischer Joghurt, natur oder Vanille, Schneekoppe
- ● ProCult Drink, alle Sorten, Müller
- ● ProCult Joghurt extra leicht, alle Sorten, Müller
- ● ProCult Joghurt Gesundheitskräuter, alle Sorten, Müller
- ● Quark-Traum, alle Sorten, natreen

Rohmilch

- ● Saure Sahne, 10 % Fett
- ● Saure Sahne/Schmand, 24 % Fett
- ϟ Sahne, 30 % Fett
- ● Schlemmer Diät Joghurt, alle Sorten, Müller
- ● Schlemmer Joghurt, alle Sorten, Müller
- ● Stutenmilch
- ● Soja Drink mit Kalzium (Milchersatz), Alpro
- ● Soja-Instant (pflanzliches Milchpulver), grano Vita (R)
- ● Soya Cuisine (pflanzlicher Sahneersatz), Alpro
- ϟ Sprühsahne
- ● Sprühsahne, natreen

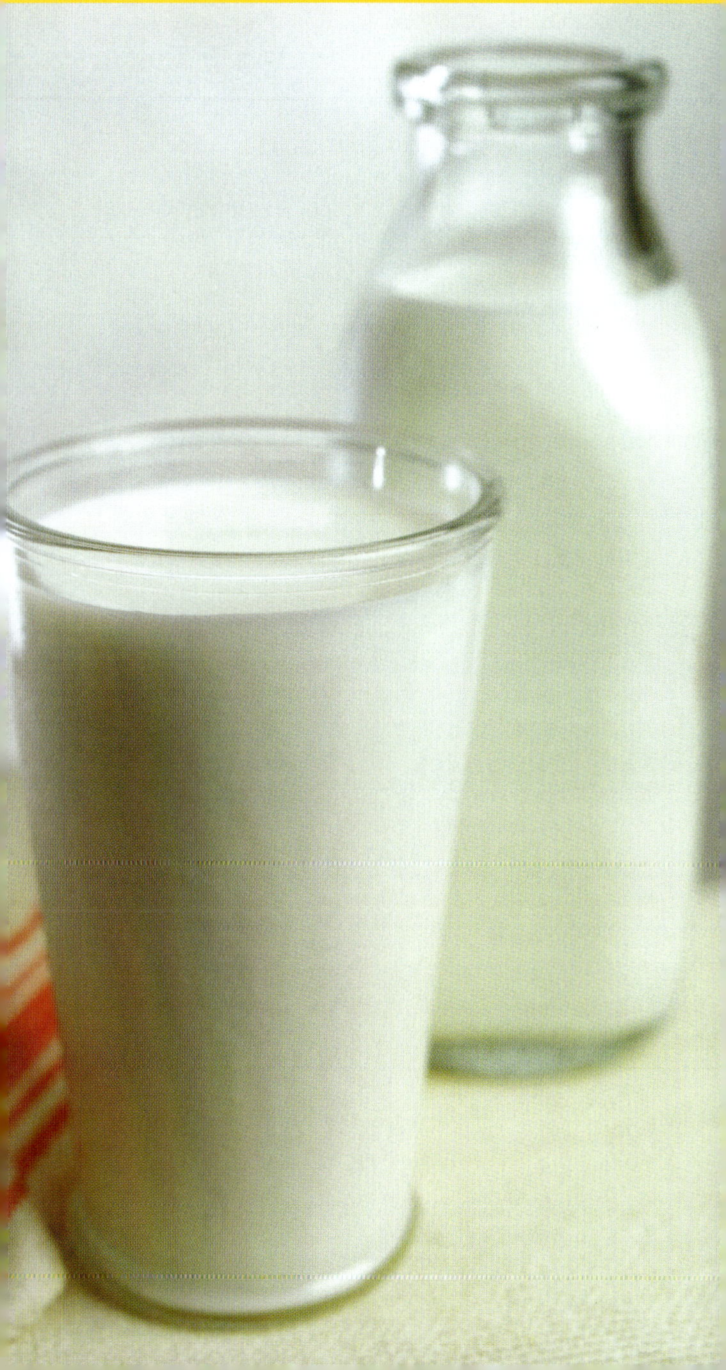

Es geht auch ohne Milch

Oft wird Schwangeren geraten, einen halben Liter Milch pro Tag zu trinken. Doch nicht jede Frau verträgt Milch pur. Fehlt ihr ein Enzym zum Abbau des Milchzuckers (Laktasemangel), sind Joghurt oder Sauermilchprodukte besser verdaulich und genauso günstig. Gut gereifte Schnittkäse liefern ebenfalls die wichtigen Nährstoffe und lösen kaum Verdauungsprobleme aus, weil beim Reifen des Käses viel vom enthaltenen Milchzucker abgebaut wird.

- Vanille-Joghurt, alle Sorten, natreen
- Vanillejoghurt, natur oder auf Frucht, 3,5 % Fett
- Vega (pflanzlicher Sahneersatz), Dr. Oetker

Vorzugsmilch

- Yofu mit Frucht (pflanzlicher Joghurtersatz), Alpro
- Yofu natur (pflanzlicher Joghurtersatz), Alpro
- Ziegenmilch

Käse und Quark

- Allgäutaler, 45 % F.i.Tr.
- Allgäutaler leicht
- Appenzeller, 50 % F.i.Tr.
- Bergkäse, 50 % F.i.Tr.
- Brie, bis 45 % F.i.Tr.
- Brie, bis 55 % F.i.Tr.
- ⚡ Brie, über 60 % F.i.Tr.
- Brunch, Brotaufstrich aus frischem Rahm
- Butterkäse, 30 % F.i.Tr.
- Butterkäse, bis 55 % F.i.Tr.
- ⚡ Butterkäse, über 60 % F.i.Tr.
- Camembert, bis 45 % F.i.Tr.
- Camembert, bis 55 % F.i.Tr.
- ⚡ Camembert, über 60 % F.i.Tr.
- Camembert, natur oder mit grünem Pfeffer, Du darfst

- Chester, 45 % bis 50 % F.i.Tr.
- Country-Käse, alle Sorten, 60% F.i.Tr.
- Edamer, 30 % F.i.Tr.
- Edamer, 40 % F.i.Tr.
- Edelpilzkäse, bis 50 % F.i.Tr.
- Edelpilzkäse, über 50 % F.i.Tr.
- Emmentaler, 45 % F.i.Tr.
- Fein & Cremig, becel
- Feine Kräuter, becel
- Feines Duo, Bresso
- Feta, 45 % F.i.Tr.
- Fontina 45 % F.i.Tr.
- Frischkäse Balance, Bresso
- Frischkäse Gemüse, Du darfst
- Frischkäse mit Buttermilch, natur oder mit Kräutern, Du darfst
- Frischkäse, Buttermilch-
- Frischkäse, Doppelrahmstufe, natur oder mit Kräutern
- Frischkäse, Rahmstufe, natur oder mit Kräutern
- Gouda, 30 % F.i.Tr.
- Gouda, 45 % F.i.Tr.
- Greyerzer, 49 % F.i.Tr.
- Grünländer leicht, Grünland
- Harzer Käse, Handkäse, alle Sorten
- Kochkäse, bis 20 % F.i.Tr.
- Kochkäse, bis 40 % F.i.Tr.

Kalziumreicher Käse

Alle Käse liefern Kalzium, doch nicht alle Sorten in gleicher Menge. So enthalten Harzer Käse, Hüttenkäse und Quark nur etwa ein Zehntel der Kalziummenge von Hartkäsesorten wie Parmesan, Bergkäse, Emmentaler oder Greyerzer. 100 Gramm Schnittkäse wie Gouda oder Tilsiter liefern immerhin noch sechs- bis achtmal so viel Kalzium wie 100 g Quark.

Rohmilchkäse und Weichkäse

Käsesorten aus Rohmilch und solche mit schmieriger gelber oder roter Rinde (z. B. Limburger oder Münsterkäse) sollten Sie in der Schwangerschaft meiden. In der Rinde dieser Käse befinden sich häufig Listerien, eine Stäbchenbakterienart, die bei der werdenden Mutter eine Fehl-, Früh- oder Totgeburt auslösen kann. Steigen Sie stattdessen lieber auf Schnittkäse oder Frischkäse aus pasteurisierter Milch um.

- ● Körniger Frischkäse/Hüttenkäse
- ● Leerdammer, 45 % F.i.Tr.
- ● Leerdammer leicht, 15 % Fett absolut
- ϟ Mascarpone
- ● Mozzarella
- ● Naturkäse-Scheiben, alle Sorten, Du darfst
- ● Parmesankäse
- ● Quark, natur oder Kräuter-, bis 20 % F.i.Tr.
- ● Quark, natur oder Kräuter-, 40 % F.i.Tr. (Sahnequark)
- ● Raclette-Käse, 50 % F.i.Tr.
- ● Ricotta, bis 40 % F.i.Tr.
- ● Ricotta, über 45 % F.i.Tr.

Rohmilchkäse, alle Sorten
Rotschmierekäse, alle Sorten

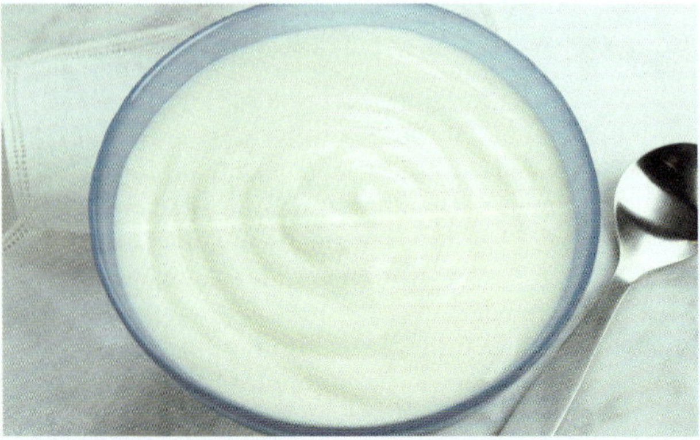

- Schichtkäse, bis 20 % F.i.Tr.
- Schichtkäse, 40 % F.i.Tr.
- Schmelzkäse, bis 40 % F.i.Tr.
- ϟ Schmelzkäse, über 40 % F.i.Tr.
- Schmelzkäse Scheiben, bis 40 % F.i.Tr.
- ϟ Schmelzkäse Scheiben, über 40 % F.i.Tr.
- Schnittkäse, 30 % F.i.Tr.
- Schnittkäse, 45 % F.i.Tr.
- Sojaquark (Tofu), natur oder geräuchert
- SojaCremig neutral (pflanzlicher Crème fraîche- und Quarkersatz), Vitaquell (R)
- Tilsiter, 45 % F.i.Tr.
- Weichkäse Balance, Bresso
- Ziegenschnittkäse, 45 % F.i.Tr.
- Ziegenweichkäse, 45 % F.i.Tr.

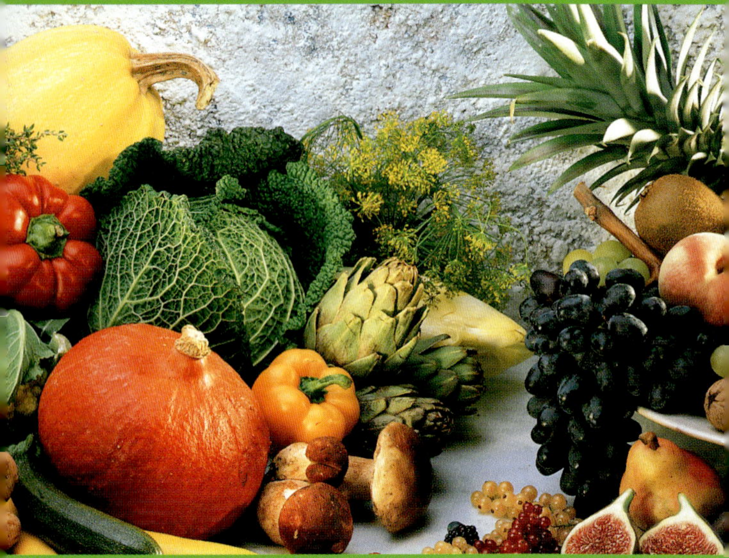

Frisch geerntet und verarbeitet

Gemüse und Gemüseerzeugnisse
Kartoffeln, Kartoffelprodukte und Hülsenfrüchte
Obst und Obsterzeugnisse

Schwangere, die bei den Lebensmitteln dieses Kapitels verschwenderisch zugreifen, erreichen mühelos die von Experten empfohlenen 60 Prozent Kohlenhydratkalorien und tun ihrem Kind den größten Gefallen. Neben biologisch aktiven Substanzen, Vitaminen und Mineralstoffen werden hier reichlich Ballaststoffe geboten, die Schwangeren oft fehlen.

Gemüse

- Bohnen, grüne oder gelbe, roh
- Gemüse, alle Sorten, roh, frisch
- Gemüse, alle Sorten, knapp gegart
- Gemüse, alle Sorten, ohne weitere Zusätze, tiefgefroren
- Gemüse, alle Sorten, ohne weitere Zusätze, Konserve oder Glas
- Sprossen, alle Sorten, roh, frisch
- Sprossen, alle Sorten, knapp gegart

Wildpilze, alle Sorten

- Zuchtpilze, alle Sorten, gegart

Gemüseerzeugnisse

- Ajvar, Gemüsespezialität vom Balkan, Glas, diverse Hersteller
- Algen, getrocknet
- Antipasti al Pesto, Frosta
- Apfelrotkohl, eismann (H)
- Apfelrotkohl, tiefgefroren, diverse Hersteller
- Balkangemüse, Iglo
- Blumenkohl-Broccoli-Gratin, eismann (H)
- Broccoli in Käsesoße, bofrost (H)

Empfindliche Folsäure

Ausgerechnet das wichtige B-Vitamin Folsäure ist besonders empfindlich. Deshalb sollte man folsäurereiche Gemüse wie Tomaten, Gurken, Kohl und Spinat immer frisch zubereiten und roh essen bzw. kurz garen. In aufgewärmten Gerichten und Konserven findet sich nur noch ein kleiner Teil des ursprünglichen Gehalts an Folsäure. Wer auf Restaurant- und Kantinenmahlzeiten angewiesen ist, muss damit rechnen, dass 90 Prozent des ursprünglichen Vitamingehalts verschwunden sind, bevor das Essen auf dem Tisch steht

- 🔴 Buttergemüse, tiefgefroren, alle Sorten
- 🔴 Butter-Leipziger Allerlei, tiefgefroren, alle Sorten
- 🔴 Butterpfannengemüse, bofrost (H)
- 🟡 Chinesische Gemüsepfanne, bofrost (H)
- 🟡 Country Burger (Soja), Frosta
- 🔴 Crème-fraîche Broccoli-Gemüsemischung, bofrost (H)
- 🟡 Garden Burger (Soja), Frosta
- 🟡 Gemüse plus Naturreis + Cashewkerne, Iglo
- 🟢 Gemüse plus Pantna-Wildreis, Iglo
- 🟡 Gemüseburger, Frosta
- 🔴 Gemüse-Burger, Iglo
- 🟡 Gemüseschnitzel, Frosta
- 🟡 Gemüsestäbchen, Iglo
- 🔴 Gemüsestäbchen, andere Sorten
- 🔴 Gemüsetaler, eismann (H)
- 🟡 Gemüse-Wildreis-Mischung, bofrost (H)
- 🔴 Grünkohl Pettys, fix & fertig, Frosta
- 🔴 Pfannengemüse, tiefgefroren, alle Sorten
- 🟡 Rahmspinat, eismann (H)
- 🟡 Rahmwirsing, eismann (H)
- 🔴 Rahmgemüse, tiefgefroren, alle anderen Sorten

Wenn Mamas Milch beim Baby bläht

Viele Stoffe aus dem Essen der Mutter gehen direkt in die Milch über. Doch Regeln, welche Speisen stillende Mütter meiden sollten, um ihr Kind vor den gefürchteten Blähungen zu bewahren, lassen sich nicht aufstellen. Was bei einem Säugling blähend wirkt, wird vom anderen bestens vertragen. Manchmal rufen schon Möhren auf Mutters Teller Blähungen beim Kind hervor, im anderen Fall verursachen selbst Kohl, Erbsensuppe und Bohnensalat keine Probleme. Also lieber erst ausprobieren, welche Speisen das Baby stören, sonst sitzt man Vorurteilen auf und verzichtet ganz ohne Grund auf wohlschmeckende Mahlzeiten.

- ● Ratatouille, bofrost (H)
- ● Sauerkraut, Konserve, diverse Hersteller
- ● Sauerkraut, frisch, z. B. (R)
- ● Spinat Burger (Soja), Frosta
- ● Suppengemüse mit würziger Gemüsebrühe, Iglo
- ● Vivactiv, alle Sorten, Iglo

Kartoffeln und Hülsenfrüchte

- ● Bataten (Süßkartoffeln)
- ● Hülsenfrüchte, alle Sorten, gegart (z. B. Linsen, Erbsen, Bohnen, Sojabohnen, Kichererbsen)
- ● Hülsenfrüchte, alle Sorten, ohne weitere Zusätze, Konserve
- ● Kartoffeln
- ● Topinambur

Kartoffelprodukte

- ● 1.2.3. Frites, McCain
- ⚡ 1.2.3. Kartoffelpuffer, McCain
- ● 1.2.3. Rösti, McCain
- ● Backfrites, Agrarfrost
- ● Backofen Röstis, bofrost (H)
- ● Backofen-Fritten, -Pommes, -frites, diverse Hersteller
- ● Bratkartoffel-Gemüse-Pfanne, Iglo
- ⚡ Bratkartoffeln, bofrost (H)
- ⚡ Bratkartoffeln, Pfanni
- ● Chef-Frites, McCain
- ● Country Fries, bofrost (H)
- ● Erbsenpüree, Beutel, Pfanni
- ● Gnocchi, tiefgefroren oder eingeschweißt, diverse Hersteller
- ● Golden Americans, McCain
- ● Golden Barbecues, Golden Longs, Golden Southern, McCain
- ⚡ Herzogin-Kartoffeln, tiefgefroren, diverse Hersteller

- ● Kartoffel Wedges, eismann (H)
- ⚡ Kartoffel-Auflauf „Schweizer Art", tiefgefroren, Iglo
- ● Kartoffel-Gratin, Beutel, tiefgefroren, diverse Hersteller
- ● Kartoffelknödel (-klöße) gekocht, aus Kartoffelflocken oder Kochbeutel
- ● Kartoffelknödel (-klöße) halb & halb, aus Kartoffelflocken oder Kochbeutel
- ● Kartoffelknödel (-klöße) roh, aus Kartoffelflocken oder Kochbeutel
- ● Kartoffelknödel (-klöße), tiefgefroren, diverse Hersteller
- ● Kartoffelknödel, Bayerische, Beutel, Pfanni
- ● Kartoffeln in Broccolicreme, Beutel, Cenovis (R)
- ● Kartoffel-Plätzchen, Beutel, Pfanni
- ● Kartoffelpuffer, Beutel, diverse Hersteller
- ● Kartoffelpüree aus Kartoffelflocken, diverse Hersteller
- ● Kartoffelpüree mit Milch aus Kartoffelflocken, diverse Hersteller
- ● Kartoffel-Schmarrn, Beutel, Pfanni
- ● Knödel, Böhmische, Beutel, Pfanni
- ● Knusper Pockets, bofrost (H)
- ● Kroketten, tiefgefroren, diverse Hersteller
- ● Mandelbällchen, tiefgefroren, diverse Hersteller
- ● Pommes frites, bofrost (H)
- ● Pommes Frites, McDonald´s
- ● Pommes Noisettes, eismann (H)
- ● Reibekuchen (Kartoffelpuffer), bofrost (H)
- ● Reibekuchen (Kartoffelpuffer), eismann (H)
- ● Rösti, eismann (H)
- ● Rösti, McDonald´s
- ● Rösti, Pfanni
- ● Rösti-Pfanne, Frosta
- ● Röstitasche, gefüllt, eismann (H)
- ⚡ Schinken- oder Speckrösti, tiefgefroren, diverse Hersteller

- ● Schupfnudeln, Beutel oder tiefgefroren, diverse Hersteller
- ● Semmelknödel, Kochbeutel oder tiefgefroren, diverse Hersteller
- ● Sonntags-Knödel, Beutel, Pfanni
- ϟ Speck-Knödel, Kochbeutel, Pfanni

Obst

- ● Obst, alle Sorten, frisch
- ● Obst, alle Sorten, getrocknet
- ● Obst, alle Sorten, kandiert
- ● Obst, alle Sorten, knapp gegart
- ● Obst, alle Sorten, Konserve gezuckert
- ● Obst, alle Sorten, Konserve ungezuckert oder mit Süßstoff
- ● Obst, alle Sorten, tiefgefroren
- ● Rosinen, Sultaninen, Korinthen

Obsterzeugnisse

- ● Apfelmus oder Apfelkompott, gezuckert, diverse Hersteller
- ● Apfelmus oder Apfelkompott mit Süßstoff, diverse Hersteller
- ● Fruchtmark, alle Sorten, diverse Hersteller
- ● Rote Grütze, gezuckert, diverse Hersteller
- ● Rote Grütze mit Süßstoff, diverse Hersteller

Richtig verarbeiten

Gerade Schwangere sollten Obst und Gemüse gründlich waschen, um Infektionen zu vermeiden. Am besten alles vor dem Schälen im Ganzen waschen und erst anschließend zerkleinern, sonst lösen sich Vitamine und Mineralstoffe im Wasser und gehen verloren. Frisches in wenig Wasser garen und die Kochflüssigkeit für Saucen und Suppen verwenden.

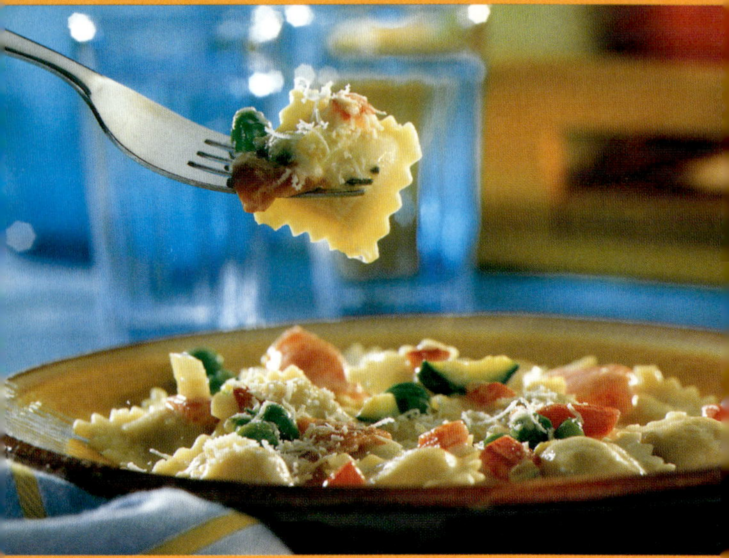

Körner in jeder Form

Getreideprodukte, Brot und Teigwaren
Kuchen und Backwaren
Nüsse, Kerne und Samen

Schwangere und Stillende kommen mit Vollkornprodukten und Nüssen am besten auf die nötige Menge Ballaststoffe und B-Vitamine, zu denen auch Folsäure zählt. Doch unsere Mühlen vermahlen nur noch fünf Prozent des Getreides zu Vollkornmehl. Dagegen steigt das Angebot an fettreichem Gebäck mit langer Haltbarkeit. Es liefert aber lediglich wenige Nährstoffe und wird meist mit gehärteten Fetten hergestellt. In der Tabelle ist es am roten Punkt oder einem warnenden Blitz zu erkennen.

Getreide

- Amaranth
- Buchweizengrütze
- Buchweizenkörner
- Buchweizenmehl
- Bulgur
- Couscous
- Dinkelkörner
- Dinkelmehl
- Dinkelschrot
- Dinkelvollkornmehl
- Gerstengraupen
- Gerstenkörner
- Grünkernkörner
- Grünkernmehl
- Grünkernschrot
- Haferflocken (zarte, kernige, Instant-, Schmelz-)
- Hafergrütze
- Haferkörner
- Hafermehl
- Hirsekörner
- Kartoffelstärke, -mehl
- Maisgrieß (Polenta)
- Maiskörner (Popcornmais)
- Maisstärke
- Quinoa
- Reis, Basmati-
- Reis, Natur-
- Reis, parboiled
- Reis, Rundkorn-, Milchreis
- Reis, Wild-
- Roggenkörner
- Roggenmehl, Type 997
- Roggenmehl, Type 1150
- Roggenschrot, Type 1800
- Roggenvollkornmehl
- Sago
- Sojamehl

- 🟢 Weizenflocken
- 🟡 Weizengrieß
- 🟢 Weizenkeime
- 🟢 Weizenkleie
- 🟢 Weizenkörner
- 🟡 Weizenmehl, Type 405
- 🟡 Weizenmehl, Type 550
- 🟡 Weizenmehl, Type 1050
- 🟢 Weizenschrot, Type 1700
- 🔴 Weizenstärke
- 🟢 Weizenvollkorngrieß
- 🟢 Weizenvollkornmehl

Brot

- 🔴 Baguette, -brot und -brötchen, diverse Hersteller
- ⚡ Baguettebrötchen, eismann (H)
- 🟡 Ciabatta, diverse Hersteller
- ⚡ Croissants, diverse Hersteller
- ⚡ Croissant, Käse-Schinken-, bofrost (H)
- 🟢 Cult-1-Brötchen
- 🟢 Fitnessbrot, Mestemacher
- 🔴 Fladenbrot, diverse Hersteller
- 🟡 Graubrot/Mischbrot, diverse Hersteller
- 🟡 Haferbrot, -brötchen, diverse Hersteller
- 🟢 Knäckebrot, diverse Hersteller
- 🟢 Knäckebrot, Knusperleicht, alle Sorten, Wasa
- 🟢 Knisterbrot – Vollkorn, 3 Pauly (R)
- 🟡 Kürbiskernbrot, -brötchen, diverse Hersteller
- 🔴 Laugenbrötchen oder -brezel, diverse Hersteller
- 🟢 Leinsamenbrot, diverse Hersteller
- 🟡 Mehrkornbrot, -brötchen, diverse Hersteller
- 🔴 Milchbrötchen, diverse Hersteller
- 🟡 Omega-3-Brot
- 🟡 Pumpernickel, diverse Hersteller
- 🟡 Reiswaffeln oder -cracker, diverse Hersteller
- 🔴 Roggenbrötchen, diverse Hersteller
- 🟡 Roggenmischbrot, diverse Hersteller

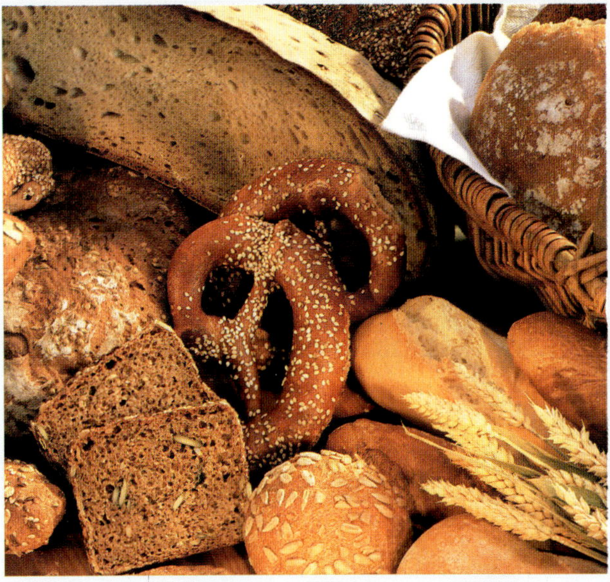

- Roggenvollkornbrot, fein oder grob, diverse Hersteller
- Rosinenbrot, -brötchen, diverse Hersteller
- Schüttelbrot, diverse Hersteller
- Scorpa, alle Sorten, Wasa
- Toastbrot, Vollkorn/Dreikorn/Sonnenblumen, diverse Hersteller
- Toastbrot, Weizen-, diverse Hersteller
- Weizenbrot (Weißbrot), diverse Hersteller
- Weizenbrötchen (Semmel/Schrippe/Rundstück), diverse Hersteller
- Weizenmischbrot, diverse Hersteller
- Weizenvollkornbrot, diverse Hersteller
- Zwieback, diverse Hersteller

Grundteige und -backmischungen

- Baisermasse, selbst gemacht
- Biskuit mit Fett (Wiener Masse), selbst gemacht
- Biskuit ohne Fett, Grundteig, selbst gemacht
- Biskuit, diverse Hersteller

- Blätterteig, tiefgefroren, diverse Hersteller
- Brandmasse, diverse Hersteller
- Hefe-Obstkuchen, Mondamin Fix-Teig
- Hefeteig, diverse Hersteller
- Hefeteig, eismann (H)
- Mürbeteig, diverse Hersteller
- Mürbeteig, frische Teige, Sanella
- Mürbe-Teig, Mondamin Fix-Teig
- Obstkuchenteig, diverse Hersteller
- Pfannkuchenteig, diverse Hersteller
- Pizzateig, diverse Hersteller
- Pizzateig, frische Teige, Sanella
- Pizza und Gemüsekuchen, Mondamin Fix-Teig
- Rührteig, diverse Hersteller
- Rührteig, frische Teige, Sanella
- Schwarz-Weiß-Gebäck, frische Teige, Sanella
- Streuselteig, diverse Hersteller
- Waffelteig, diverse Hersteller

Müsli und Co

- 4 Frucht Müsli probiotisch, Erbacher (V)
- 8-Früchte-Müsli, grano Vita (R)
- 10 Früchte-10 Vitamine Müesli, Schneekoppe
- 6 Korn Müsli probiotisch, Erbacher (V)
- 10 Vitamine & Schoko Müesli, Schneekoppe
- All-Bran Buds, Kellogg´s
- All-Bran Flakes, Kellogg´s
- All-Bran Plus, Kellogg´s
- Ballaststoff-Müesli, Schneekoppe
- Ballaststoff-Plus, Erbacher (V)
- Bio-Müsli, grano Vita (R)
- Bircher Müsli, grano Vita (R)
- Choco Krispies oder Choco Corn Flakes, Kellogg´s
- Cornflakes ohne Zucker, diverse Hersteller
- Cornflakes, diverse Hersteller
- Crunchy Nut, Kellogg´s
- Farm House Müsli, Kellogg´s
- Feinschmecker Müsli, Kölln

- 🟡 Frucht-Müsli mit Joghurt-Kulturen, Erbacher (V)
- 🔴 Früchte Müsli, Dr. Doerr
- 🟢 Früchte Müsli, Dr. Oetker
- 🟡 Früchte-Müsli, Erbacher (V)
- 🟡 Früchte-Vollkorn Müsli, Kölln
- 🟡 Fruit´n Fibre, Kellogg´s
- 🟢 FungiMüsli, Hensel (R)
- 🟢 Haferfleks mit Kleie, Kölln
- 🟢 Haferkleie Flocken, Kölln
- 🟢 Haferkleie Müsli, Kölln
- 🟢 Hafermüesli, Schneekoppe
- 🟡 Joghurt Müsli, Kölln
- 🟡 Knusper Müsli, alle Sorten, Kölln
- 🟡 Knusper Müsli, Dr. Oetker
- 🔴 Knusper Müsli mit Früchten, Dr. Doerr
- 🔴 Knusper Müsli Schoko-Nuß, Dr. Doerr
- 🟡 Knusperflakes Müsli, alle Sorten, Kölln
- 🟡 Knusperhafer-Müesli, Schneekoppe
- 🟡 Knusprige Haferfleks, Kölln
- 🟢 Müsli Plus, Dr. Oetker
- 🟢 Müsli Unser Bestes, grano Vita (R)
- 🟡 Nut Feast, Kellogg´s
- 🟡 Nutri-Grain Knusper Müsli, alle Sorten, Kellogg´s
- 🟢 Nutri-Grain, Mehrkorn-, 7-Früchte-, Schoko-Müsli, Kellogg´s
- 🟢 Pflaume-Weizenkleie plus, prebiotisches Müesli, Dr. Ritter (R)
- 🟢 Prebiotische Weizen-Crispies, Dr. Ritter (R)
- 🔴 Rice Krispies, Kellogg´s
- 🟡 Schoko Müsli, diverse Hersteller
- 🔴 Schoko Müsli, Dr. Doerr
- 🟡 Sechskorn-Müsli, Erbacher (V)
- 🟡 Smacks, Kellogg´s
- 🔴 Special K, Kellogg´s
- 🟡 Toppas, alle Sorten, Kellogg´s
- 🟡 Vielkorn-Müsli, Erbacher (V)
- 🟡 Vita-Flakes, Schneekoppe
- 🟡 Vollfrucht Hochwert-Muesli, Schneekoppe

- Vollkorn-Knusper, alle Sorten, grano Vita (R)
- Vollkorn-Mais-Knusperflocken ohne Zucker, grano Vita (R)
- Weetabix

Teigwaren

- Eierspätzle, Kühltheke oder tiefgefroren, diverse Hersteller
- Fleisch oder Käse Tortelloni, Steinhaus
- Gemüse Ravioli, Steinhaus
- Gemüse-Spätzle, Steinhaus
- Glasnudeln
- Maultaschen, Kühltheke oder tiefgefroren, diverse Hersteller
- Nudeln, gegart, Kühltheke oder tiefgefroren, diverse Hersteller
- Nudeln, Teigwaren aus Dinkel, diverse Hersteller (R)
- Nudeln, Teigwaren aus Graumehl, diverse Hersteller (R)
- Nudeln, Teigwaren aus Hartweizengrieß ohne Ei (italienische Nudeln), diverse Hersteller
- Nudeln, Teigwaren aus Soja, diverse Hersteller (R)
- Nudeln, Teigwaren aus Vollkorn mit Ei, diverse Hersteller (R)
- Nudeln, Teigwaren aus Vollkorn ohne Ei, diverse Hersteller (R)
- Nudeln, Teigwaren mit besonders hohem Eianteil, diverse Hersteller
- Nudeln, Teigwaren mit Ei, diverse Hersteller
- Omega 3 Locken (angereichert mit Omega-3-Fettsäuren), Erbacher (V)
- Omega-DHA-Nudeln (angereichert mit Omega-3-Fettsäuren), Valfleuri
- Puten-Gemüse Tortelloni, Steinhaus
- Reisnudeln
- Spinat Ravioli, Steinhaus
- Tortellini, getrocknet, diverse Hersteller
- Tortellini, tiefgefroren, diverse Hersteller

- ● Vollkornpasta Bolognese oder Tortellini-Spinat, Frosta
- ● Vollkornpasta Gemüse-Sauerrahm, Frosta

Kuchen, Torten und süsses Gebäck

- ● Amerikaner, diverse Hersteller
- ● Apfel-Kuchen Diät, Coppenrath & Wiese
- ● Apfelkuchen, diverse Hersteller
- ● Apfelstrudel, diverse Hersteller
- ● Apfeltasche, McDonald´s
- ● Apfel-Torte gedeckt oder mit Streuseln, Coppenrath & Wiese
- ⚡ Baumkuchen, diverse Hersteller
- ● Berliner (Pfannkuchen), diverse Hersteller
- ● Bienenstich, diverse Hersteller
- ● Biskuitobsttorte, diverse Hersteller
- ● Biskuitrolle, diverse Hersteller
- ⚡ Buttercremetorte, diverse Hersteller
- ● Butterkuchen, diverse Hersteller
- ⚡ Comtess-Kuchen, alle Sorten, Bahlsen
- ⚡ Conditola-Kuchen, alle Sorten, Bahlsen
- ● Cappuccino-Torte, Coppenrath & Wiese

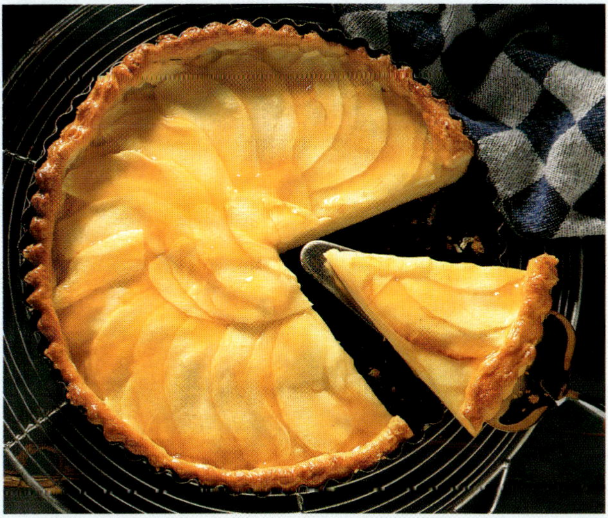

- Creme Berliner, bofrost (H)
- Dessert-Schnitte Eierlikör oder Praline, Coppenrath & Wiese
- Donau-Wellen, diverse Hersteller
- Donuts Schoko oder Zucker, McDonald´s
- Eclairs, gefüllt, diverse Hersteller
- Eierlikör-Torte, Coppenrath & Wiese
- Eiswaffeln, diverse Hersteller
- Erdbeer-Sahne-Rolle, Coppenrath & Wiese
- Erdbeer-Sahne-Schnitte Diät, Coppenrath & Wiese
- Frankfurter Kranz, diverse Hersteller
- Früchtebrot (Hutzelbrot, Kletzenbrot)
- Heidelbeer-Joghurt-Torte, Coppenrath & Wiese
- Honigkuchen, Frühstückskuchen, diverse Hersteller
- Käsekuchen, diverse Hersteller
- Käse-Kuchen, tiefgefroren, Dr. Oetker
- Käsesahnetorte, diverse Hersteller
- Käse-Torte mit Aprikosen, Coppenrath & Wiese
- Käse-Torte mit Rosinen oder Streuseln, Coppenrath & Wiese
- Kirschkuchen oder Kirschtorte, diverse Hersteller
- Kirsch-Quark-Schnitte – Diät, bofrost (H)
- Kirschtasche, McDonald´s
- Kokos-Torte, Coppenrath & Wiese
- Kopenhagener/Plundergebäck, diverse Hersteller
- Mandel-Bienenstich, diverse Hersteller
- Mini Berliner, diverse Hersteller
- Mini Windbeutel, diverse Hersteller
- Nuss-Sahne-Torte, diverse Hersteller
- Obsttortenvielfalt, bofrost (H)
- Pflaumenkuchen, diverse Hersteller
- Quarkstrudel im Blätterteig, Coppenrath & Wiese
- Quarktasche, diverse Hersteller
- Rumkugeln
- Sachertorte, diverse Hersteller
- Sahne-Marzipan-Torte, Coppenrath & Wiese
- Schmalzgebäck
- Schokoladen-Sahne-Torte, diverse Hersteller

- Schwarzwälder Kirschtorte, diverse Hersteller
- Schwedische Mandeltorte, bofrost (H)
- Vanille Puddingzöpfe, bofrost (H)
- Waldbeeren-Torte, Coppenrath & Wiese
- Yes Petit Fours oder Yes Torty, Nestlé
- Zitronen-Sahne-Schnitte oder -Rolle, diverse Hersteller

Backmischungen für Kuchen und Torten

- Butter-Spritz-Gebäck, Dr. Oetker
- Frischkäse Torte, Dr. Oetker
- Herrenkuchen, Kathi
- Joghurt-Torte, Dr. Oetker
- Käse Kuchen, Dr. Oetker
- Käse-Sahne Torte, Dr. Oetker
- Kirschli Kuchen, Dr. Oetker
- Kokosmakronen, Dr. Oetker
- Krümel Kuchen, Dr. Oetker
- Marmorkuchen, diverse Hersteller
- Nusskuchen, diverse Hersteller
- Russischer Zupfkuchen, Dr. Oetker
- Schokinokuchen, Dr. Oetker
- Schokoladenkuchen, diverse Hersteller
- Schokosplit Kuchen, Kathi
- Zitronenkuchen, diverse Hersteller

Kekse und Plätzchen

- Apfel- oder Aprikosenkeks, 3 Pauly (R)
- Baiser, diverse Hersteller
- Blätterteigkekse, diverse Hersteller
- Butterkeks, „Die Sparsamen", Spar
- Butterkeks, diverse Hersteller
- Butterkeks, Schneekoppe
- Cigarettes Russes, Delacre
- Dinkel Keks, Naturkorn (R)
- Dinkel Nußgebäck, Naturkorn (R)
- Dinkelvollkorn-Kekse, Erbacher (V)

Fette fürs Gehirnschmalz

Rund 70 Prozent aller Gehirnzellen des Menschen bilden sich vor der Geburt, der Rest entsteht bis zum zweiten Lebensjahr. Für eine gesunde Entwicklung des Gehirns sind spezielle ungesättigte Fettsäuren von zentraler Bedeutung. Gebäck und Fertigprodukte liefern reichlich ungünstige Fette. Deshalb möglichst fettarme Produkte mit grünem Punkt wählen und dafür lieber bei Nüssen und Samen zugreifen, weil sie wertvolle ungesättigte Fettsäuren liefern. Ebenfalls gut: tierische Fette durch Rapsöl ersetzen und Weizenkeime ins Müsli mischen.

- ϟ Doppelkeks, diverse Hersteller
- ● Doppelkeks, Schneekoppe
- ϟ Eiergebäck, Schneekoppe
- ● Eierplätzchen, „Die Sparsamen“, Spar
- ● Elisenlebkuchen
- ϟ Haselnußgebäck, Schneekoppe
- ● Keks mit Kakao-Geschmack – Diät, 3 Pauly (R)
- ● Leibniz Vollkorn, Bahlsen
- ● Löffelbiskuit, diverse Hersteller
- ● Müeslikeks, Schneekoppe
- ● Mürbekeks, Schneekoppe
- ϟ Nuß-Hörnchen, Schneekoppe
- ● Russisch Brot, Bahlsen
- ● Schoko-Dinkel-Kekse, Erbacher (V)
- ● Schokogebäck, Schneekoppe
- ● Sesam Krokant Keks, 3 Pauly (R)
- ● Tea Time, Gebäckmischung, Delacre
- ● Toskanisches Mandelgebäck, Cantucci
- ● Vollkorn Haselnußkeks – Diät, 3 Pauly (R)
- ● Vollkorn-Ahorn-Waffeln, grano Vita (R)
- ● Vollkorn-Butterkeks, grano Vita (R)
- ● Vollkorn-Doppelkeks Honig oder Nougat, grano Vita (R)

- ● Waffeln, gefüllt, diverse Hersteller
- ϟ Waffeln, mit Schokoladenüberzug

Nüsse, Kerne und Samen

- ● Cashewnuss
- ● Cashewnußmus, grano Vita (R)
- ● Edelkastanie (Marone)
- ● Erdnuss
- ● Haselnuss
- ● Haselnußmus, grano Vita (R)
- ● Kokosnuss
- ● Kürbiskern
- ● Leinsamen
- ● Macadamianuss
- ● Mandel
- ● Mandelnußmus, grano Vita (R)
- ● Mohn
- ● Paranuss
- ● Pekannuss
- ● Pinienkern
- ● Pistazie
- ● Sesam
- ● Sonnenblumenkern
- ● Walnuss
- ● Wasserkastanie

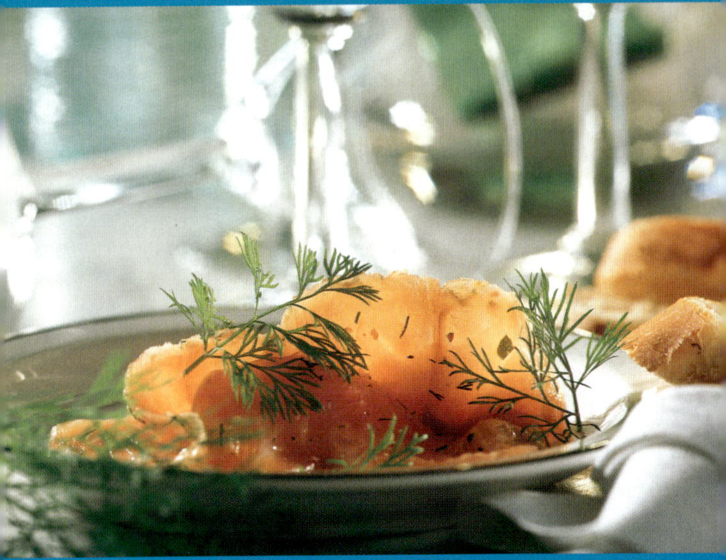

Fisch, Fleisch und was daraus gemacht wird

Fisch, Fischwaren und Meerestiere
Fleisch, Wurst und Fleischwaren
Geflügel und Eier

Große Fleischportionen sind nicht erforderlich, denn schon kleine Mengen Rind- und Lammfleisch liefern reichlich Eisen. Meeresfisch dagegen, mit seiner idealen Kombination von Jod, Selen und Omega-3-Fettsäuren, sollte mindestens zweimal pro Woche auf den Tisch kommen. Leider sind einige Fischarten stark mit Quecksilber belastet. Diese sind – ebenso wie fettreiche Fertigprodukte – mit einem warnenden Blitz gekennzeichnet.

Fische, Schal- und Krustentiere

Austern und andere Muscheln, roh

Fische und Meerestiere, alle Sorten, roh

- ● Fische, die reich sind an Omega-3-Fettsäuren wie etwa Makrele, Hering und Matjes, Lachs, Sprotten und Sardinen, gegart; frisch, tiefgefroren oder geräuchert
- ● jodreiche Fischsorten wie etwa Kabeljau, Lengfisch, Schellfisch, Seelachs, Meeräsche, Seehecht, Stockfisch, gegart; frisch, tiefgefroren oder geräuchert
- ● Krabben, Scampi, Garnelen, Hummer, Muscheln, gegart; frisch oder tiefgefroren
- ϟ umweltbelastete Fischsorten wie etwa Aal, Barsch, Bonito, Hai, Heilbutt, Rochen, Rotbarsch, Schwertfisch, Seeteufel, Steinbeißer, Stör und Thunfisch, gegart; frisch, tiefgefroren, geräuchert oder Konserve
- ● alle anderen Fische und Meerestiere, gegart; frisch, tiefgefroren oder geräuchert

Fischprodukte

- ϟ Aal in Gelee
- ● Appetitsild
- ● Backfisch, eismann (H)
- ● Backfisch, Frosta

Vorsicht: Toxoplasmose

Schwangere sollten sicherheitshalber tierische Lebensmittel nie roh essen. Das gilt für Eier, rosa gebratenes oder rohes Fleisch sowie für rohen Fisch. Diese Lebensmittel könnten Krankheitserreger und Parasiten übertragen, die dem heranwachsenden Kind im Mutterleib schaden. Auch frische Salate aus dem Garten immer gründlich waschen – besonders wenn sich in der Nähe der Beete manchmal Katzen oder Hunde aufhalten!

Das Beste der Meeresfische

Schwangere und Stillende sollten Fische, die von Sportanglern stammen oder deren Herkunft nicht klar ist, meiden. Wichtig für das gesunde Gedeihen des Kindes sind jedoch Meeresfische mit dunklem Fleisch wie etwa Makrele, Hering und Matjes, Lachs, Sprotten und Sardinen, deren Fett einen hohen Anteil an Omega-3-Fettsäuren aufweist. Der Fötus benötigt diese hoch ungesättigten Fettsäuren, um gesundes Nerven- und Hirngewebe aufzubauen. Er erhält diese Stoffe über das Fruchtwasser, ebenso wie der Säugling später über die Muttermilch.

- ● Balkan-Frühstück, Hawesta
- ● Bismarckheringe oder Bratfilets in Marinade
- ● Bratheringe nach Hausfrauen-Art, Hawesta
- ● Bratheringe oder Bratheringsröllchen in Marinade
- ● Bücklingsfilets in Marinade
- ● China-Cocktail, Hawesta
- ● China-Frühstück, Hawesta
- ● Dillhappen, Nadler
- ● Dorsch in Senfsoße, eismann (H)

Dorschleber, Konserve

- ● Feinschmecker-Frühstück, Hawesta
- ⚡ Filegro Mariniert oder Grillets Traditionell, Iglo
- ● Filegro Müllerin Art oder in Kräutersauce, Iglo
- ⚡ Fisch-Chips, bofrost (H)
- ● Fischerplatte „Stockholm“, Hawesta
- ⚡ Fischfilet in Backteig, bofrost (H)
- ● Fischfilet, gefüllt, bofrost (H)
- ● Fischfrikadellen, Frosta
- ● Fisch-Frikadellen, Iglo
- ● Fischletten, bofrost (H)
- ⚡ Fischstäbchen aus Rotbarschfilet
- ● Fischstäbchen aus Seelachsfilet
- ● Gabelbissen, Lysell

- ● Gabelröllchen in Joghurtdressing oder Salatcreme, Lysell
- ϟ Gabelröllchen in Mayonnaise oder Remoulade, Lysell
- ● Goldknusper-Filets Goldback, Iglo
- ϟ Goldknusper-Filets Käse-Kräuter, Iglo
- ● Goldknusper-Filets Spinat, Iglo
- ● Gourmet Sill, Knoblauch, Kräuter Creme, Gravad, Abba
- ● Gourmet Sill, Süß-sauer, Zwiebeln, Kräuter, Dill, Abba
- ● Hanseaten-Röllchen, Lysell
- ● Hering in Gelee
- ● Heringsbecher, Nadler
- ● Heringsfilets à la Bismarck, Hawesta
- ● Herings-Filets China, Norda
- ● Heringsfilets in Dill-Sahne-Sauce, Hawesta
- ϟ Heringsfilets in Mayonnaise oder Remoulade, Lysell
- ● Heringsfilets in Paprika-, Senf- oder Tomaten-Dressing, Hawesta
- ● Heringsfilets in Tomatencreme, „Die bunte SPAR Marke“, Spar
- ● Herings-Filets in Tomaten-Creme, Norda
- ● Herings-Filets India, Italia, Mexiko, Seeräuber, Norda
- ● Heringsfilets in Sauce, alle anderen Sorten
- ● Heringshappen, Curry, Abba
- ● Heringshappen, Tomate, Zwiebel, Dill, Sherry, Abba

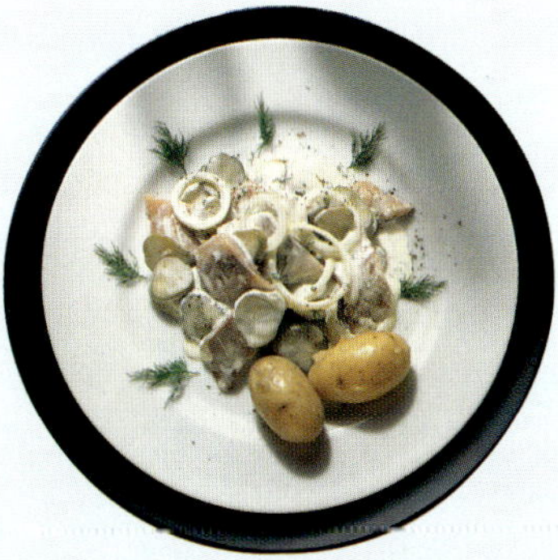

- Heringsröllchen, gebraten, in Knoblauch Joghurt Dip, Nadler
- Heringsröllchen, gebraten, in Tomaten Chili Dip oder Tomaten Kräuter Dip, Nadler
- Italian Cocktail, Hawesta
- Kaviar echt
- Kaviarersatz
- Kieler Sprotten
- Krebsbutter
- Lachs im Blätterteig, alle Sorten
- Lachs in Dillsoße, eismann (H)
- Lachsfilet in Gurkenrahmsoße, bofrost (H)
- Makrelen-Filets in Tomaten-Sauce, Norda
- Makrelenfilets in Tomaten-Sauce, Hawesta
- Matjescocktail, Tomate-Basilikum, Lysell
- Matjescocktail, alle anderen Sorten, Lysell
- Meeresspezialität, alle Sorten, Lysell
- Muscheln in Marinade
- Pfeffer-Makrelen-Filets im eigenen Saft
- Rollmops in Marinade
- Rotbarschfilet, paniert
- Sahne-Heringsfilets
- Sahne-Heringsfilets light, Nadler
- Sardellenpaste
- Schillerlocken in Öl
- Schlemmer-Filet Dreierlei Käse, Iglo
- Schlemmer-Filet Gemüsegarten, Iglo
- Schlemmerfilet, alle anderen Sorten, diverse Hersteller
- Scholle „Sylter Art“, Iglo
- Schollenfilet, paniert, bofrost (H)
- Schollenfilet, paniert, eismann (H)
- Schwedenhappen, Lysell
- Seelachs mit Kräutersauce im Blätterteig, Frosta
- Seelachsfilets Knusperpanade, „Die Sparsamen“, Spar
- Seelachs-Griletten, eismann (H)
- Seelachs-Scheiben oder -Schnitzel in Öl

Es dürfen auch Dosen sein

Wer kaum Einkaufsmöglichkeiten für Frischfisch hat, kann unbesorgt zu Tiefkühlware und zu Konserven greifen. Die wichtigen Nährstoffe (Jod und Omega-3-Fettsäuren) überstehen die Bearbeitung problemlos.

- Seemanns-Schmaus, Iglo

Sushi und Sashimi

- ϟ Thunfisch in Aufguss oder Öl, Konserve
- Tintenfischringe im Backteig, bofrost (H)
- Tintenfischringe im Backteig (Calamares á la Romana), eismann (H)
- Zwiebelfisch, Lysell

Fleisch

- Hackfleisch, Beefsteakhack, mager, frisch oder tiefgefroren
- Hackfleisch, gemischt, frisch oder tiefgefroren
- Hackfleisch, Rind, frisch oder tiefgefroren

Hackfleisch, roh (Mett, Tatar)

- Hackfleisch, Schwein, frisch oder tiefgefroren
- Hasenfleisch, frisch oder tiefgefroren
- Hasenkeule, gespickt, frisch oder tiefgefroren
- Hasenrücken, gespickt, frisch oder tiefgefroren
- Hirschbraten, gespickt, frisch oder tiefgefroren
- Hirschfleisch, frisch oder tiefgefroren
- Kalbfleisch, fett (z. B. Brust, Frikasseefleisch), frisch oder tiefgefroren
- Kalbfleisch, mager (z. B. Filet, Schnitzel, Steak), frisch oder tiefgefroren
- Kalbfleisch, mittelfett (z. B. Schulter, Haxe, Gulasch), frisch oder tiefgefroren
- Kaninchenfleisch, frisch oder tiefgefroren
- ϟ Lammfleisch, fett (z. B. Haxe, Brust), frisch oder tiefgefroren

- ● Lammfleisch, mager (z. B. Filet, Rücken), frisch oder tiefgefroren
- ● Lammfleisch, mittelfett (z. B. Nacken, Kotelett, Gulasch), frisch oder gefroren
- ● Pferdefleisch, mager, frisch oder tiefgefroren
- ● Rehfleisch, frisch oder tiefgefroren
- ● Rehkeule, gespickt, frisch oder tiefgefroren
- ● Rindfleisch, fett (z. B. Suppenfleisch), frisch oder tiefgefroren
- ● Rindfleisch, mager (z. B. Filet, mageres Steak, Roastbeef), frisch oder tiefgefroren
- ● Rindfleisch, mittelfett (z. B. Rumpsteak, Nacken, Gulasch), frisch oder tiefgefroren
- ● Schweinefleisch, fett (z. B. Eisbein, Bauch), frisch oder tiefgefroren
- ● Schweinefleisch, mager (z. B. Filet, Schnitzel, Kotelett), frisch oder tiefgefroren
- ● Schweinefleisch, mittelfett (z. B. Gulasch, Nacken, Schulter), frisch oder tiefgefroren
- ⚡ Schweinespeck, durchwachsen oder fett
- ● Wildschweinfleisch, frisch oder tiefgefroren
- ● Ziegenfleisch, mager, frisch oder tiefgefroren

Innereien

- ● Bries vom Kalb
- ● Herz vom Rind, Kalb, Schwein
- ● Hirn vom Rind, Kalb, Schwein

Leber vom Rind, Kalb, Schwein

- ● Lunge vom Rind, Kalb, Schwein
- ● Niere vom Rind, Kalb, Schwein
- ● Zunge vom Rind, Kalb, Schwein

Wurst- und Fleischwaren

- ● Bockwurst
- ⚡ Bratwurst
- ● Cevapcici, diverse Hersteller
- ● Cordon bleu vom Schwein, diverse Hersteller
- ● Frankfurter Würstchen

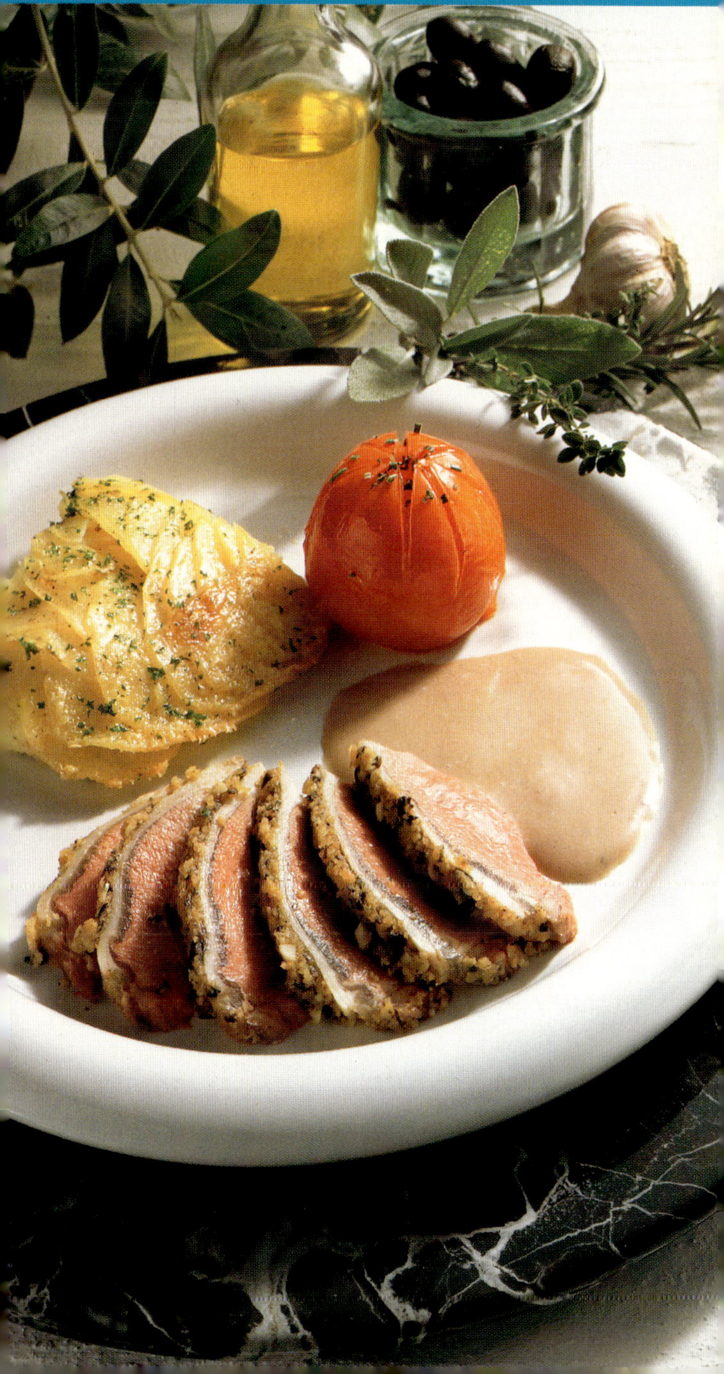

- ● Frikadellen, bofrost (H)
- ● Frikadellen, Hamburger- oder Mini-, eismann (H)
- ● Frikadellen, Party-, bofrost (H)
- ● Hirschgulasch, bofrost (H)
- ● Jägerklößchen, diverse Hersteller
- ● Knackwurst
- ● Kohlroulade, bratfertig, bofrost (H)
- ● Kohlroulade, eismann (H)
- ϟ Krakauer
- ● Lammfilets, mariniert, eismann (H)
- ● Lammrückenmedaillons, mariniert, bofrost (H)
- ● Leberkäse, bayerischer, bofrost (H)
- ϟ Markklößchen, alle Sorten
- ● Rindfleisch im eigenen Saft, Konserve
- ● Rindfleisch in Meerrettichsoße, eismann (H)
- ● Rostbratwurst
- ϟ Rostbratwurst, Nürnberger, eismann (H)
- ● Sauerbraten
- ● Schweinefilet-Medaillons, mariniert, bofrost (H)
- ● Schweinemedaillons, mariniert, eismann (H)
- ● Schweinshaxe, gegrillt, bofrost (H)
- ● Steaklets, tiefgefroren, Iglo
- ϟ Thüringer Bratwurst
- ● Weißwurst nach Münchner Art
- ● Wiener Würstchen
- ● Wiener Würstchen, becel
- ● Wiener Würstchen, bofrost (H)
- ● Wiener Würstchen, Du darfst
- ● Züricher Geschnetzeltes, bofrost (H)

Vegetarischer Fleischersatz

- ● Bunter Leberkäse, vegetarisch, grano Vita (R)
- ● Curry-Bratwurst, vegetarisch, grano Vita (R)
- ● Der große Heideländer, vegetarisch, grano Vita (R)
- ● Frikadellen, vegetarisch, Tartex (R)
- ● Gemüse-Bratwurst, vegetarisch, grano Vita (R)
- ● Gulasch, vegetarisch, Tartex (R)
- ● Würstchen, vegetarisch, Tartex (R)

Aufschnitt

- 🟡 Bierschinken
- 🔴 Bierschinken, Rinder-
- 🔴 Blutwurst, Hausmacherart
- 🟡 Brühwurst-Aufschnitt, Du darfst
- ϟ Cabanossi
- ϟ Cervelatwurst
- 🔴 Cervelatwurst, Du darfst
- 🔴 Corned Beef
- 🔴 Fleischkäse
- 🟡 Fleischwurst, Du darfst
- 🔴 Fleischwurst/Stadtwurst
- 🔴 Frühstücksfleisch
- 🔴 Gänseleberpastete
- 🔴 Gelbwurst
- 🟢 Gemüse-Putenwurst, Du darfst
- 🟢 Gemüsesülze
- 🟢 Hähnchenfleisch in Aspik
- 🔴 Jagdwurst
- 🟡 Jagdwurst, Geflügel-
- 🟡 Jagdwurst, Geflügel-, becel
- 🟡 Kalbfleischpastete
- 🟢 Kalbfleischsülze
- 🟡 Kasseler, Nacken/Kamm
- 🟢 Kasseler, Rückenfleisch
- ϟ Landjäger
- 🔴 Leberkäse
- ϟ Leberpastete oder Leberrolle
- 🔴 Leberwurst, einfach
- ϟ Leberwurst, Delikatess-
- 🔴 Mettwurst, gekochte
- ϟ Mettwurst, schnittfeste
- 🔴 Mortadella, deutsche
- 🟡 Mortadella, Geflügel-
- 🟡 Mortadella, Geflügel-, Du darfst
- 🔴 Mosaik-/Schachbrettpastete u. a.
- 🟡 Rauchfleisch Bündner Art
- 🔴 Rotwurst

- Salami
- Salami, Du darfst
- ϟ Salami, Lammfleisch- oder Rinder-
- Schinken, gekocht, mager
- Schinken, roh, mager
- Schinkenwurst, Schinkenwurst-Aufschnitt, Du darfst
- Teewurst, becel
- Teewurst, Du darfst
- ϟ Teewurst, fein oder grob
- Truthahn-Sauerfleisch
- Truthahnschinken
- Zungenwurst

Geflügel

- Ente, ganz, Brust oder Keule, frisch oder tiefgefroren
- Ente, mageres Fleisch ohne Haut, frisch oder tiefgefroren
- Fasan, frisch oder tiefgefroren
- Gans, ganz, Brust oder Keule, frisch oder tiefgefroren
- Gans, mageres Fleisch ohne Haut, frisch oder tiefgefroren

Gänseleber, frisch oder tiefgefroren

Gänsestopfleber

- Hähnchen, frisch oder tiefgefroren
- Hähnchen, Brust, frisch oder tiefgefroren
- Hähnchen, Flügel, frisch oder tiefgefroren
- Hähnchen, Keule, frisch oder tiefgefroren
- Hähnchenklein, frisch oder tiefgefroren

Hähnchenleber, frisch oder tiefgefroren

- Huhn, Suppen-, frisch oder tiefgefroren
- Perlhuhn, frisch oder tiefgefroren
- Poularde, frisch oder tiefgefroren
- Pute, Baby-, frisch oder tiefgefroren
- Pute, frisch oder tiefgefroren
- Putenbrust, frisch oder tiefgefroren

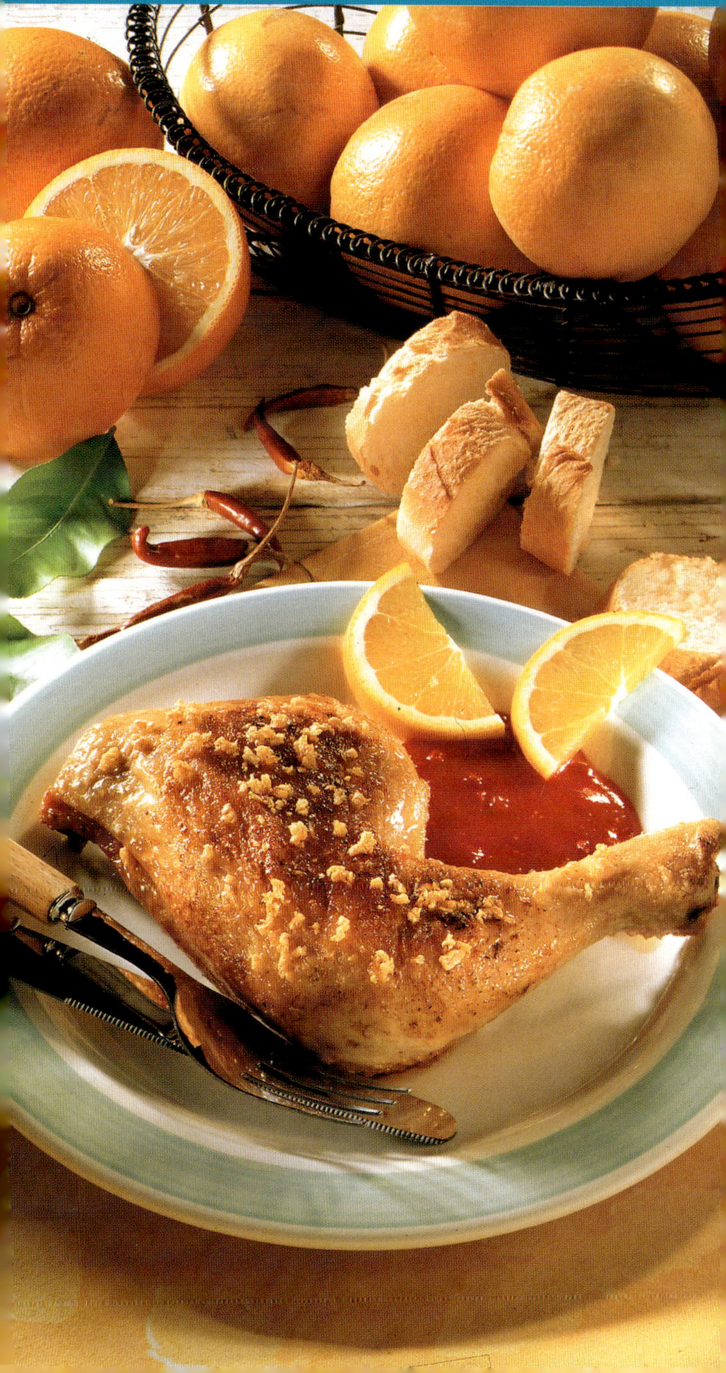

Putenleber, frisch oder tiefgefroren

- Putenoberkeule, frisch oder tiefgefroren
- Putenunterkeule, frisch oder tiefgefroren
- Rebhuhn, frisch oder tiefgefroren
- Taube, frisch oder tiefgefroren
- Wachtel, frisch oder tiefgefroren

Geflügelerzeugnisse

- Chicken Chips, bofrost (H)
- Chicken Chips, eismann (H)
- Chicken Chips, tiefgefroren, „Die bunte SPAR Marke", Spar
- Chicken McNuggets, McDonald´s
- Geflügel Dippers, auch mit Käse, Iglo
- Geflügel Steaklets oder Sticks, Iglo
- Hähnchen frites, bofrost (H)
- Hähnchenbrustfilet, paniert, eismann (H)
- Hähnchen-Brustfilets, paniert, bofrost (H)
- Hähnchen-Cordon bleu, bofrost (H)
- Hähnchen-Cordon bleu, eismann (H)
- Hähnchen-Rouladen, Kartoffel-Lauch, eismann (H)
- Hähnchenschnitzel „Madagaskar", bofrost (H)
- Putenbrustfilet in Sauce Hollandaise, bofrost (H)
- Putenfilets, mariniert, tiefgefroren, „Die bunte SPAR Marke", Spar
- Putengeschnetzeltes „Provençale", bofrost (H)
- Putenschnitzel, paniert, tiefgefroren, „Die bunte SPAR Marke", Spar
- Putenwürstchen „Puterli", Steinhaus
- Truthahn-Chipos, bofrost (H)
- Truthahngrillsteaks, bofrost (H)

Eier

- DHA-Ei
- Dotterfrei, Eiersatzpulver, becel (A)
- Ei
- Ei aus Boden- oder Freilandhaltung
- Ei aus ökologischer Tierhaltung

- Ei-Ersatz, Hammermühle (V), (R), (A)
- Eierstich
- Eigelb
- Eiklar

Eier mit wichtigen Fettsäuren

Eigentlich finden sich Omega-3-Fettsäuren nur im Fisch. Doch haben US-Forscher eine Möglichkeit gefunden, Eier mit den nützlichen Fettstoffen anzureichern. Die so genannten DHA-Eier stammen von Hühnern, die mit einer bestimmten Sorte von Meeresalgen gefüttert werden. Sie enthalten bis zu 500-mal mehr Omega-3-Fettsäuren als herkömmliche Eier. Werdende und stillende Mütter, die keinen Fisch mögen, können durch diese etwas teureren Eier günstige Fettsäuren dazuaddieren.

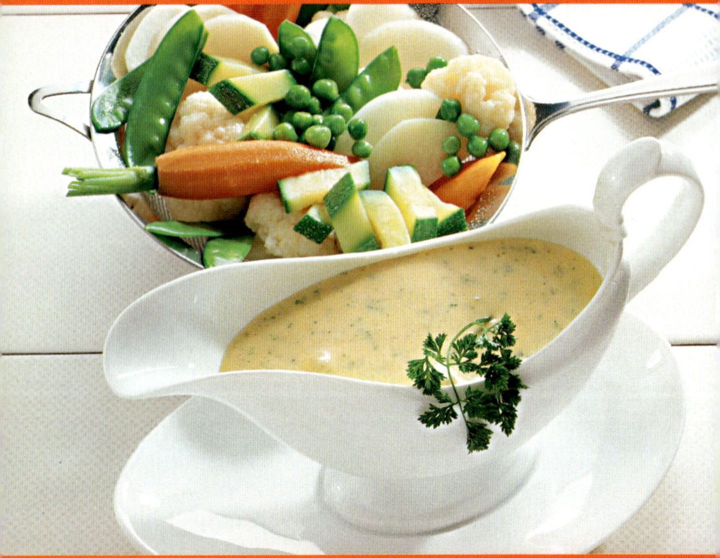

Bequeme Produkte für jeden Zweck

Fertiggerichte, Snacks und Suppen
Brotaufstrich, Feinkostprodukte, Salate
Saucen, Dips und Dressings

Wer wenig Zeit und Lust zum Kochen hat, greift gern zu Fertiggerichten. Doch für Frauen mit Kinderwunsch besitzen viele dieser bequemen Produkte Nachteile: Sie enthalten oft ungünstige Fette, kaum Ballaststoffe und weniger B-Vitamine als frische Lebensmittel. Wer schwanger werden möchte oder es bereits ist, tut daher gut daran, jede Schnellmahlzeit konsequent mit Vollkorn- oder Knäckebrot, Obst und Gemüse zu ergänzen.

Fertiggerichte und Snacks

- 5 Minuten Terrine, alle Sorten, Maggi
- American Diner, alle Sorten, McCain
- Apfel-Vanille-Taler, süße Schmankerln, Pfanni
- Asia Nudel Snack, alle Sorten, Maggi
- Baguette, überbacken, tiefgefroren, diverse Hersteller
- Baked Beans (weiße Bohnen in Tomatensauce), Konserve, diverse Hersteller
- Bami Goreng, tiefgefroren, diverse Hersteller
- Bauernfrühstück, Pfanni
- Bauernpfanne, eismann (H)
- Big Mäc, McDonald´s
- Blumenkohl-Käse-Medaillons, tiefgefroren, diverse Hersteller
- Boeuf Stroganoff, tiefgefroren, diverse Hersteller
- Bratlingsmischungen aus Getreide, diverse Hersteller
- Broccoli-Gratin, tiefgefroren, diverse Hersteller
- Broccoli-Käse-Medaillon, tiefgefroren, diverse Hersteller
- Broccoli-Nudelauflauf, bofrost (H)
- Bruschetta, eismann (H)
- Calzone, tiefgefroren, Dr. Oetker
- ϟ Camembert, paniert, diverse Hersteller

Vitamine im „Kälteschlaf“

Beim Tiefgefrieren bleiben die Nährstoffe keineswegs komplett erhalten. Besonders die empfindlichen wasserlöslichen Vitamine verschwinden mit der Zeit aus der Tiefkühlkost. Grob geschätzt heißt das: Pro Monat Tiefkühllagerung gehen genauso viele Vitamine verloren wie bei einem frischen Produkt an einem Tag Lagerung im Haushalt. Deshalb Tiefkühlprodukte nicht zu lange aufbewahren und im Wechsel mit Rohkost und frischem, kurz gegartem Gemüse essen.

- Champignon-Plätzli, Iglo
- Cheeseburger, diverse Hersteller
- Chicken, Indien-, Frosta
- Chicken, Mexican-, Frosta
- Chili con carne, tiefgefroren, diverse Hersteller
- Chinesisches Schweinefleisch süß/sauer, bofrost (H)
- Chop Suey, tiefgefroren oder Schalenmenü, diverse Hersteller
- Ciabattino, alle Sorten, Iglo
- Curryhuhn, Du darfst
- Dampfnudeln, süße Schmankerln, Pfanni
- Dinkel-Klößchen in pikanter Kapern-Sauce, vegetarisch, Tartex (R)
- Dinkel-Klößchen in Tomaten-Kräuter-Sauce, vegetarisch, Tartex (R)
- Dinkelloni mit Käsefüllung, tiefgefroren, Diäko (V)
- Elsässer Flammkuchen, tiefgefroren, diverse Hersteller
- Entenfleisch mit Bouillon-Kartoffeln, Du darfst
- Fenchel-Möhren-Gemüse in Käsesoße, tiefgefroren, Diäko (V)
- Fischmäc, McDonald´s
- Fischpfanne, alle Sorten, Frosta
- Fischpfanne, friesische, bofrost (H)
- Freiburger Schmortopf, vegetarisch, Tartex (R)
- Frühlingsrollen (Loempia), tiefgefroren, diverse Hersteller
- Gabelspaghetti mit Rinderbolognese, tiefgefroren, Diäko (V)
- Gärtnersuppentopf, Jokisch
- Geflügelburger, Iglo
- Gemüse Mäc, McDonald´s
- Gemüse Reibekuchen, eismann (H)
- Gemüse-Gratin „Gärtnerin-Art“, tiefgefroren, diverse Hersteller
- Gemüse-Kartoffel-Pfanne, tiefgefroren, diverse Hersteller

- ● Gemüse-Nudel-Pfanne „Toscana“, eismann (H)
- ● Gemüse-Reis-Pfanne, eismann (H)
- ● Gemüsetopf Sizilien, Du darfst
- ● Germknödel, tiefgefroren, diverse Hersteller
- ● Grünkohl mit Kasselercarbonade und Salzkartoffeln, tiefgefroren, Diäko (V)
- ● Gyros-Reis-Pfanne, tiefgefroren, diverse Hersteller
- ● Hacksteaks, Schalenmenü, Erasco
- ● Hähnchen-Brustfilet in Bananencurry, bofrost (H)
- ● Ham & Eggs, McDonald´s
- ● Hamburger, McDonald´s
- ● Hamburger Royal, McDonald´s
- ϟ Handi Snacks Käsedip und Pizza-Cracker, Kraft
- ● Heidelbeer-Pfannkuchen, bofrost (H)
- ● Huhn Toscana, Du darfst
- ● Hühner-Frikassee, tiefgefroren, diverse Hersteller
- ● Hütten Snack, alle Sorten, Knorr
- ● Kabeljaufilet, Du darfst
- ● Kaiserschmarrn, bofrost (H)
- ● Kalbfleischbällchen in Schnittlauchsoße, tiefgefroren, Diäko (V)
- ● Kalbsgeschnetzeltes, Schalenmenü, Erasco
- ● Karibik-Pfanne, Frosta
- ● Karotteneintopf, Jokisch
- ϟ Käsefondue, Frischepack, diverse Hersteller
- ● Käse-Spätzle, tiefgefroren, diverse Hersteller
- ● Kasseler auf Weinsauerkraut, bofrost (H)
- ● Kasseler, Du darfst
- ● Kohlrouladen, Jokisch
- ● Königsberger Klopse, tiefgefroren, diverse Hersteller
- ● Kruston, überbackenes Krustenbrot, alle Sorten, Iglo
- ● Labskaus „Senator“, Jokisch
- ● Lamm in Rosmarinsoße, eismann (H)
- ● Lasagne, Lachs-, eismann (H)
- ● Lasagne, tiefgefroren oder Schale, diverse Hersteller
- ● Lauch-Käse-Crossi, bofrost (H)
- ● Lothringer Speckkuchen, bofrost (H)
- ● Lunchables, alle Sorten, Kraft

- ● Makkaroni-Auflauf, tiefgefroren, diverse Hersteller
- ● Maultaschen-Gemüse-Pfanne, bofrost (H)
- ● Maultäschle „Gärtnerin", Maggi
- ● McChicken, McDonald´s
- ● McCroissant, McDonald´s
- ● McRib, McDonald´s
- ● Mirácoli, Spaghetti oder Maccaroni mit Tomatensauce, Kraft
- ● Mirácoli, alle anderen Sorten, Kraft
- ● Nasi Goreng, tiefgefroren oder Dose, diverse Hersteller
- ● Noodles, alle Sorten, Knorr
- ● Nudelpfanne „Försterin", Maggi
- ● Nudelpfanne Milano, bofrost (H)
- ● Nudelpfanne mit Kasseler, tiefgefroren, „Die Sparsamen", Spar
- ● Nudel-Spinat-Gratin, Frosta
- ● Nudel-Topf mit Fleischklößchen, Knorr
- ● Nudeltopf mit Huhn, Konserve, Maggi
- ● Paella, tiefgefroren, diverse Hersteller
- ● Pasta ai Funghi, Spaghetteria, Knorr
- ● Pasta Napoli oder Al Formaggio, tiefgefroren, „Die Sparsamen", Spar
- ● Pasta Pfanne, Frosta
- ● Pasta Presto, alle Sorten, Cenovis (R)
- ● Pasta Snack, Nudeln in Madras-Sauce, Maggi
- ● Pasta Snack, Nudeln in Pilz-Sauce, Maggi
- ● Pasta Snack, alle anderen Sorten, Maggi
- ● Pilzragout, Du darfst
- ● Pilzragout mit Möhrenrösti, tiefgefroren, Diäko (V)
- ● Pizza Exquisit, eismann (H)
- ● Pizza „Fresco", eismann (H)
- ● Pizza Margherita, „Die Sparsamen", Spar
- ϟ Pizza mit Thunfisch (Pizza Tonno)
- ● Pizza Vegetariana, eismann (H)
- ● Pizza, andere Sorten, diverse Hersteller
- ● Püreesnack, alle Sorten, Pfanni
- ● Putenbrust in Salbeisauce, Du darfst

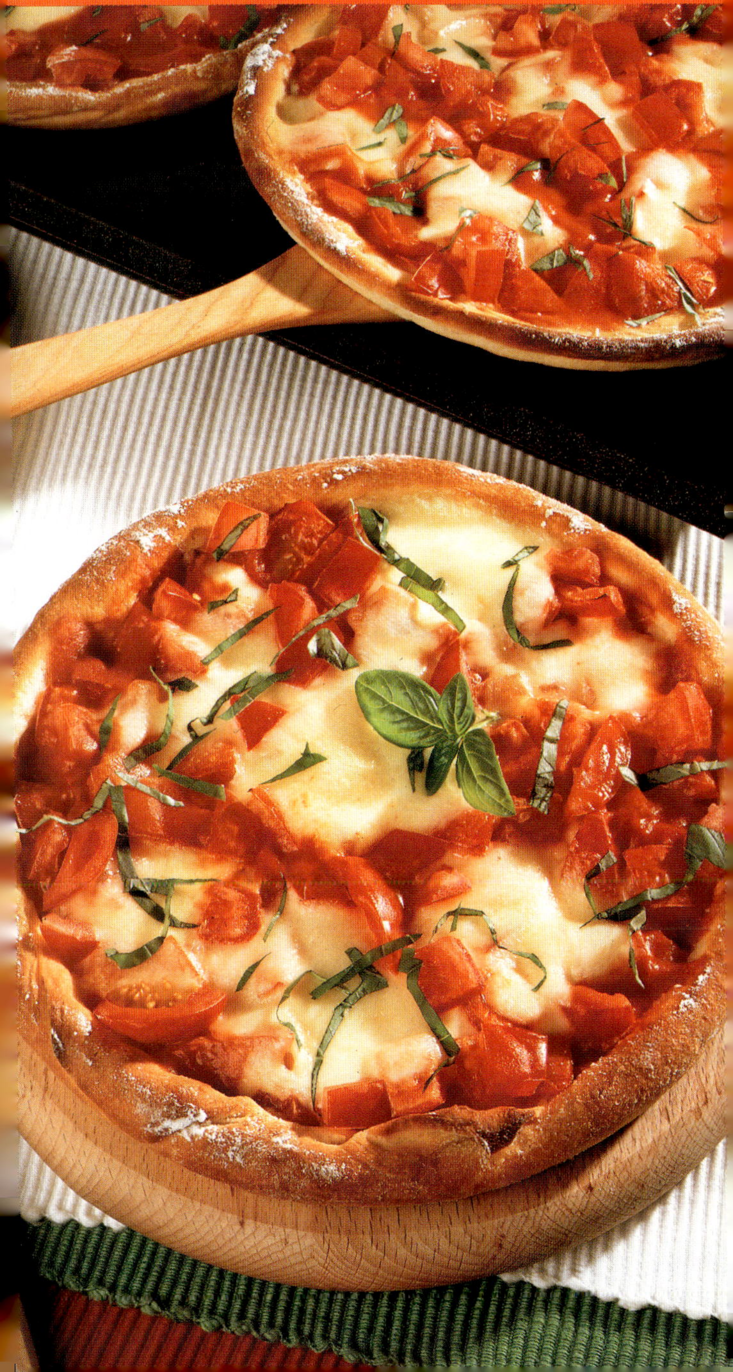

- Putenpfanne „Schwäbische Art", eismann (H)
- Quarkknödel, süße Schmankerln, Pfanni
- Quiche Lorraine, tiefgefroren, diverse Hersteller
- Ragout Ungarisch, vegetarisch, Tartex (R)
- Ravioli in Sauce, Dose, Tüte, Schale, diverse Hersteller
- Ravioli in Tomatensoße, Dose, Maggi
- Reis Snack, Java oder Szechuan, Maggi
- Reis Snack, alle anderen Sorten, Maggi
- Reiseintopf mit Fleischklößchen, Jokisch
- Reispfanne „India", eismann (H)
- Reistopf mit Huhn, Konserve, Maggi
- Rindergeschnetzeltes in Champignoncremesoße, tiefgefroren, Diäko (V)
- Rindergulasch, Du darfst
- Rindergulasch, tiefgefroren, Konserve oder Schale, diverse Hersteller
- Rinderroulade, Du darfst
- Rinderroulade, Schale, Maggi
- Rindfleischbällchen, Du darfst
- Riso Presto, alle Sorten, Cenovis (R)
- Rostbratwürstchen mit Sauerkraut, tiefgefroren, diverse Hersteller
- Rösti, McDonald´s
- Rösti-Pfanne, Frosta
- Röstitasche, gefüllt, eismann (H)
- Sauerbraten mit Kartoffelklößchen, tiefgefroren, Diäko (V)
- Schinken-Fleckerln, Maggi
- Schinken-Käse-Croissant, eismann (H)
- Schweinebraten, Du darfst
- Schweinebraten, Schalenmenü, Erasco
- Schweinegeschnetzeltes, Du darfst
- Schweinelendchen mit Pilzsoße, bofrost (H)
- Soja Pfanne Chili con Carne, Gyros oder Mexican Chicken, Frosta
- Spaghetteria, Pasta al Pomodoro, Knorr
- Spaghetteria, Pasta Pomodoro Mozzarella, Knorr

- Spaghetteria, Spaghetti Bolognese, Knorr
- Spaghetteria, alle anderen Sorten, Knorr
- Spaghetti „Bolognese", Schale, Maggi
- Spaghetti in Tomaten-Sauce, Jokisch
- Spätzlepfanne, bofrost (H)
- Spätzletopf mit Linsen, Jokisch
- Steaklets-Pfanne, Iglo
- Szegediner Gulasch, bofrost (H)
- Tagliatelle „Funghi", Schale, Maggi
- Tagliatelle mit Lachs, bofrost (H)
- Tomate-Mozzarella-Plätzli, Iglo
- Tortellini mit Sahne- oder Käsesauce, tiefgefroren oder Schale, diverse Hersteller
- Tortelloni mit Fleischfüllung in Hackfleischsoße, tiefgefroren, Diäko (V)
- Vollkorn Ravioli in pikanter Soße, Konserve, Maggi
- Vollwert-Gemüse-Puffer, bofrost (H)
- Wan Tan „Singapur", Maggi
- Wirsingroulade, Du darfst

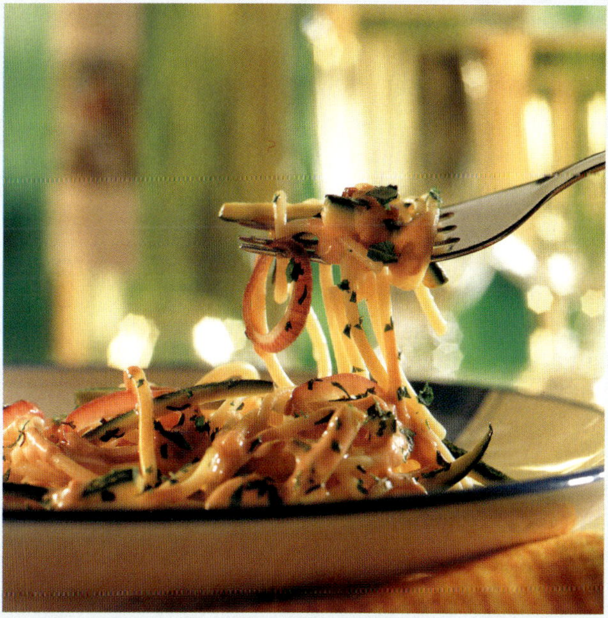

Dosen plus Frisches

Sterilisieren, also das Haltbarmachen durch Hitze, geht mit deutlichen Nährstoffverlusten einher. Der Gehalt an Vitamin C und Folsäure reduziert sich im ungünstigen Fall bis auf die Hälfte. Werten Sie deshalb Fertiggerichte aus Dose, Alu- oder Plastikschale mit frisch gehackten Kräutern und Weizenkeimen auf und essen Sie nach Möglichkeit einen Salat und ein Stück frisches Obst dazu.

Suppen

- 🟢 Bihunsuppe, tiefgefroren oder Dose, diverse Hersteller
- 🟡 Blumenkohl-Broccoli-Suppe, Tüte, diverse Hersteller
- 🟢 Blumenkohlsuppe, diverse Hersteller
- 🟢 Bohnensuppe, tiefgefroren, Dose oder Tüte, diverse Hersteller
- 🟢 Broccoli Creme-Suppe, Cenovis (R)
- 🟡 Broccolicremesuppe, tiefgefroren, Dose oder Tüte, diverse Hersteller
- 🟢 Buchstaben-Suppe, Knorr
- 🟢 Buchweizen-Suppe, Cenovis (R)
- 🟡 Champignoncremesuppe, Dose oder Tüte, diverse Hersteller
- 🟢 China-Suppe mit Gemüse, tiefgefroren, Dose oder Tüte, diverse Hersteller
- 🟢 Chinesische Wan Tan Suppe, Maggi
- 🟡 Erbsensuppe aus Erbswurst, Knorr
- 🟡 Erbsensuppe oder -eintopf mit Speck, tiefgefroren, Dose oder Tüte, diverse Hersteller
- 🟢 Erbsensuppe oder -eintopf, tiefgefroren, Dose oder Tüte, diverse Hersteller
- 🟢 Festtags-Suppe, schwäbische, Knorr
- 🟢 Fleischklößchen-Suppe mit Nudeln, Knorr
- 🟢 Frischgemüsetopf, Erasco

- Frühlingssuppe, tiefgefroren, Dose oder Tüte, diverse Hersteller
- Geflügelcremesuppe, tiefgefroren, Dose oder Tüte, diverse Hersteller
- Gemüse Creme-Suppe, Cenovis (R)
- Gemüsecremesuppe, tiefgefroren, Dose oder Tüte, diverse Hersteller
- Gemüse-Nudel-Suppe, tiefgefroren, Dose oder Tüte, diverse Hersteller
- Gemüse-Reistopf, Erasco
- Grießklößchensuppe, tiefgefroren, Dose oder Tüte, diverse Hersteller
- Grüne Bohnen-Topf, Erasco
- Grünkern-Creme-Suppe, fränkische, Knorr
- Grünkern-Suppe, Erbacher (V)
- Gulaschsuppe, tiefgefroren, Dose oder Tüte, diverse Hersteller
- Hirse-Suppe, Cenovis (R)
- Hochzeitssuppe, tiefgefroren, Dose oder Tüte, diverse Hersteller
- Hühner-Nudeltopf, tiefgefroren, Dose oder Tüte, diverse Hersteller

Trockenprodukte aufwerten

Vitamin C und die Vitamine der B-Gruppe verschwinden beim Trocknungsprozess zu einem ansehnlichen Teil mit dem verdampfenden Wasser. Fett, das beispielsweise in Trockensuppen enthalten ist, besteht aus Gründen der Haltbarkeit überwiegend aus harten oder gehärteten Fetten. Die erwünschten ungesättigten Fettsäuren sind also Mangelware. Schwangere sollten getrocknete Fertigprodukte deshalb konsequent mit frischen Zutaten ergänzen: Geben Sie frisches oder tiefgefrorenes Gemüse dazu und reichern Sie Suppen und Nudelgerichte mit einem Löffel gutem Öl (z. B. mit grünem Punkt) an.

- Hummercremesuppe, tiefgefroren, Dose oder Tüte, diverse Hersteller
- Jägersuppe, Unox
- Karottencremesuppe, Cenovis (R)
- Kartoffelrahm-Suppe, Erasco
- Kartoffelsuppe, tiefgefroren, Dose oder Tüte, diverse Hersteller
- Kartoffelsuppe mit Speck, tiefgefroren, Dose oder Tüte, diverse Hersteller
- Käsecremesuppe, Tüte, diverse Hersteller
- Käsesuppe mit Croûtons, Tüte, diverse Hersteller
- Kerbelcreme Suppe, Landgenuß, Cenovis (R)
- Klare Kräuterklößchen Suppe, Maggi
- Krabben-Suppe, skandinavisch, Maggi
- Kräutercreme Suppe, Landgenuß, Cenovis (R)
- Kürbiscremesuppe, Cenovis (R)
- Lachscremesuppe, Kühltheke oder Dose, diverse Hersteller
- Lauchcremesuppe, Dose oder Tüte, diverse Hersteller
- Leberknödelsuppe, tiefgefroren, Dose oder Tüte, diverse Hersteller
- Linsensuppe oder -eintopf, tiefgefroren, Dose oder Tüte, diverse Hersteller
- Markklößchensuppe, tiefgefroren, Dose oder Tüte, diverse Hersteller
- Minestrone, tiefgefroren, Dose oder Tüte, diverse Hersteller
- Nudelsuppe, tiefgefroren, Dose oder Tüte, diverse Hersteller

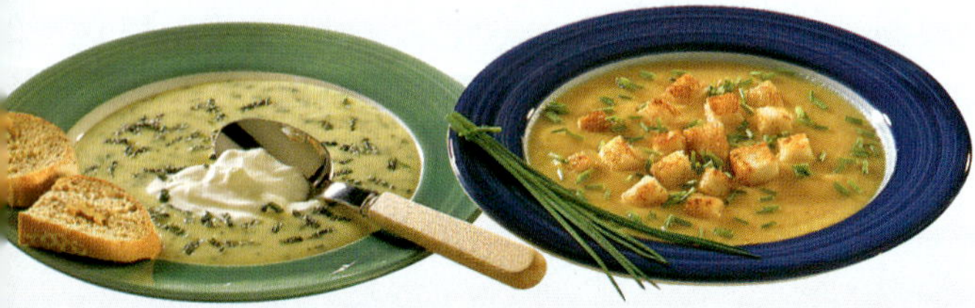

- Ochsenschwanzsuppe, tiefgefroren, Dose oder Tüte, diverse Hersteller
- Pilzcremesuppe, Cenovis (R)
- Rindfleischsuppe, tiefgefroren, Dose oder Tüte, diverse Hersteller
- Soljanka, russisch, Erasco
- Spargel Creme-Suppe, Cenovis (R)
- Spargelcremesuppe, tiefgefroren, Dose oder Tüte, diverse Hersteller
- Sternchen-Suppe, Knorr
- Thai-Suppe, Erasco
- Tomatencreme Suppe, Maggi
- Tomatencremesuppe, Cenovis (R)
- Tomatencremesuppe, tiefgefroren, Dose oder Tüte, diverse Hersteller
- Tomaten-Nudel-Suppe, tiefgefroren, Dose oder Tüte, diverse Hersteller
- Tomaten-Suppe mit Reis, Tüte, diverse Hersteller
- Zwiebelsuppe, klar, Dose oder Tüte, diverse Hersteller
- Zwiebelsuppe mit Croûtons und/oder Käse, Dose oder Tüte, diverse Hersteller

Saucenpulver in Tüten, Päckchen und Dosen

- Bratensaft, Maggi
- ϟ Bratensauce, Tube, Knorr
- Bratensoße Extra, Knorr
- Braune Sauce, Tartex (R)
- ϟ Champignonrahmsauce, diverse Hersteller
- Champignonsoße mit Grünkern, Erbacher (V)
- Csárdás Sauce, bio, Cenovis (R)
- Curry Sauce, Knorr
- Currysoße, alle Sorten, Maggi
- Feinkost-Soße zum Braten, Knorr
- Gemüse Sauce, bio, Cenovis (R)
- Helle Sauce, Cenovis (R)

- ● Helle Soße, diverse Hersteller
- ● Jägersauce, diverse Hersteller
- ϟ Käsesauce, diverse Hersteller
- ● Klarer Bratensaft, Knorr
- ● Kräutersauce, diverse Hersteller
- ● Pfeffer Sauce, Knorr
- ● Pfeffersoße, Delikatess, Maggi
- ● Pfifferling Sauce, Knorr
- ● Pilz Sauce, Tartex (R)
- ϟ Rahmbraten Sauce, Knorr
- ● Rahmsoße für Fleischgerichte, Knorr
- ● Rahmsoße zu Braten, alle Sorten, Maggi
- ϟ Sahnesauce, diverse Hersteller
- ● Sauce à la Hollandaise, Cenovis (R)
- ● Sauce Béarnaise, Meisterklasse, Maggi
- ● Sauce Hollandaise, diverse Hersteller
- ● Soße zu Braten, alle Sorten, Maggi
- ● Soße zu Braten, Knorr
- ● Soße zu Gulasch, Hackbraten, Rinderbraten, Sauerbraten, Schweinebraten, Maggi
- ● Soße zu Schweinebraten, Knorr
- ● Spaghetti-Sauce „Carbonara", Maggi
- ● Tomaten Käse Sauce Parmarosa, Spaghetteria-Sauce, Knorr
- ● Tomaten Sauce, bio, Cenovis (R)
- ● Tomaten Sauce Napoli, Spaghetteria-Sauce, Knorr
- ● Tomaten-Käse Sauce, Maggi
- ● Tomaten-Sauce „Napolitana", Maggi
- ● Tomatensoße mit Grünkern, Erbacher (V)
- ● Zitronen Butter Sauce, Knorr
- ● Zwiebelsauce, diverse Hersteller

Saucen im Glas, Beutel, Tetra Pack

- ϟ Basilikum Sauce, Steinhaus
- ϟ Béarnaise, Thomy
- ϟ Béchamel, Thomy
- ● Carbonara al Gusto, Knorr

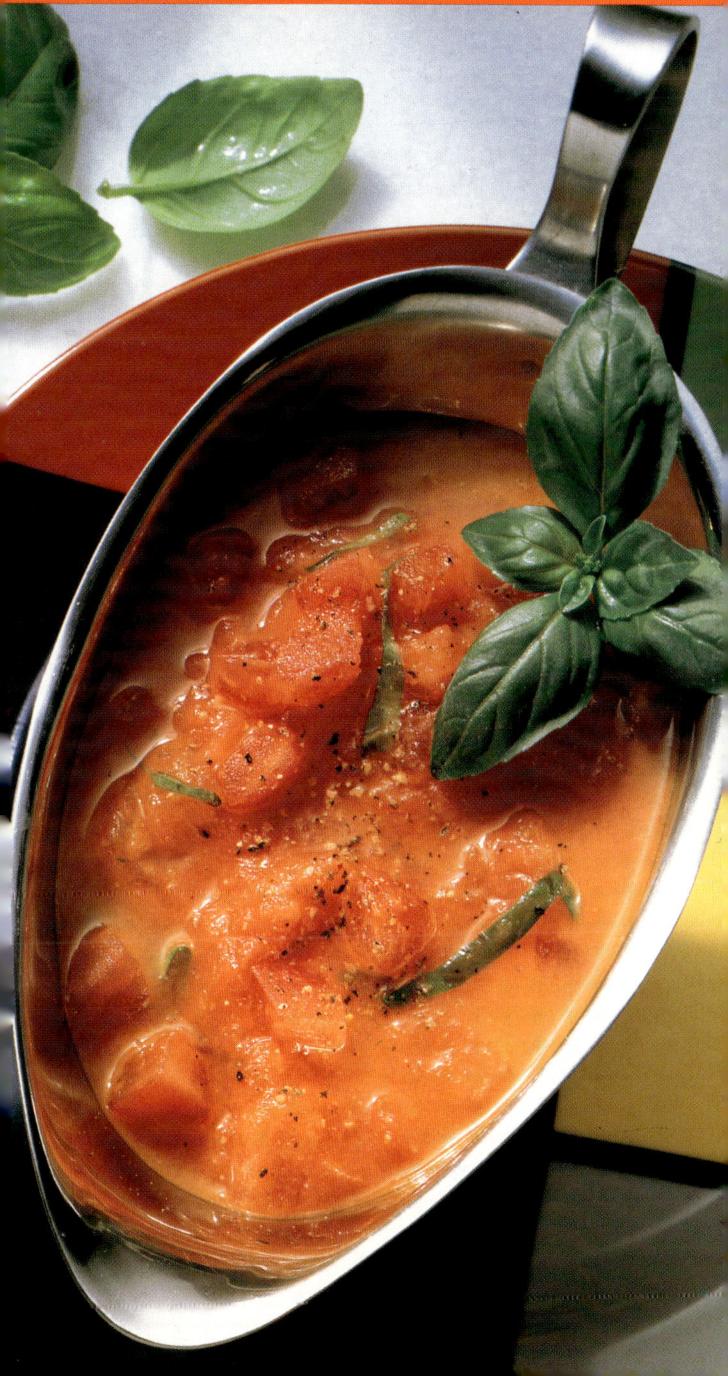

- Curry-Sauce, tafelfertig, Unox
- Geflügel-, Nudel-, Pfannen-, Auflaufsahne, Thomy
- Gemüse Sahne Sauce, Steinhaus
- Hollandaise, Thomy
- Kartoffel mal anders, alle Sorten, Unox
- Nudelsauce Bolognese, „Die Sparsamen", Spar
- Nudelsauce Deliciosa, grano Vita (R)
- Nudelsauce Kräuter, „Die Sparsamen", Spar
- Nudelsauce Mescolata oder Piccanta, grano Vita (R)
- Pasta chuta, Bolognese Nudelsauce, grano Vita (R)
- Pasta Sauce Bolognese, Tomate-Chili, Tomate-Kräuter, Mirácoli
- Pasta Sauce Knoblauch-Zwiebel oder Tomate-Paprika, Mirácoli
- Pasta-Sauce, alle Sorten, Raguletto
- Pesto, diverse Hersteller
- Rahm Pilz Sauce, Steinhaus
- Rahmbratensauce, tafelfertig, Unox
- Sauce Bernaise, tafelfertig, Unox
- Sauce Bolognese, Steinhaus
- Sauce Hollandaise, tafelfertig, Unox
- Sauce Napoli, Steinhaus
- Tomaten-Basilikum-Soße, eismann (H)
- Tomatensauce mit Basilikum oder mit Gemüse, Oro di Parma
- Tomatensauce mit Zwiebeln und Knoblauch, Oro di Parma
- Tomato al Gusto – Bolognese, Knorr
- Tomato al Gusto – alle anderen Sorten, Knorr

Dips und Dressings

- Asia-Sauce, süß-sauer oder Chili, diverse Hersteller
- Balsamico Dressing, Kraft
- Barbecue Sauce, Kühne
- Barbecuesauce, diverse Hersteller
- Buttermilchdressing, diverse Hersteller
- Caesar Dressing, Kraft
- Chilisauce, diverse Hersteller

- ϟ Cocktailsauce, diverse Hersteller
- ● Cream Dip, alle Sorten, Philadelphia
- ϟ Crème fraîche Dressing, diverse Hersteller
- ● Cumberland Sauce, Lacroix
- ● Currysauce, diverse Hersteller
- ϟ French Dressing, diverse Hersteller
- ϟ Grüne-Pfeffer-Sauce, Unox
- ● Joghurt Dressing, alle Sorten, Kraft
- ϟ Knoblauchsauce (hell), diverse Hersteller
- ● Knoblauchsauce (rot), diverse Hersteller
- ϟ Roquefort Sauce, Lacroix
- ● Salatfix, kräuterwürzig, Kühne
- ϟ Salatfix, alle anderen Sorten, Kühne
- ● Salsa medium, Kühne
- ● Salsa Sauce El Pueblo, Kraft
- ϟ Sauerrahmdressing, diverse Hersteller
- ● Schaschliksauce, diverse Hersteller
- ● Steaksauce, diverse Hersteller
- ● Taco Sauce , Kraft
- ● Taco Sauce, Kühne
- ● Texicana Salsa, Thomy
- ● Thousand Island Dressing, diverse Hersteller
- ϟ Tzatzikisauce, diverse Hersteller
- ● Zigeunersauce, diverse Hersteller

Brotaufstrich, herzhaft

- ϟ Aufschnitt-Pastete, alle Sorten, Tartex (R)
- ● Blumenkohlsalat
- ● Bohnensalat mit Feta, Nadler
- ● Broccolisalat, Du darfst
- ● Broccolisalat ohne Mayonnaise
- ● Brotaufstrich mit Joghurt, Glas, grano Vita (R)
- ● Brunch – Brotaufstrich aus Rahm
- ● Buchweizen-Pastete, Glas, grano Vita (R)
- ● Creme mit Joghurt – alle Sorten, Glas, Tartex (R)
- ● Eiersalat
- ● Eiersalat, Du darfst

- ● Farmersalat
- ϟ Fisch-, Kaviar-, Hummer-Creme, Abba
- ϟ Fleischsalat
- ● Fleischsalat, Du darfst
- ● Flora, pflanzliche Brotaufstriche, alle Sorten
- ● Geflügelsalat
- ● Geflügelsalat, Du darfst
- ● Gemüseaufstrich fruchtig-frisch, Glas, grano Vita (R)
- ● Gemüse-Salat, Cenovis (R)
- ● Heringssalat, rot oder weiß
- ● Kartoffelsalat mit Essig und Öl
- ● Kartoffelsalat mit Salatmayonnaise
- ● Krabbencocktail, Nadler
- ● Krabbensalat, Du darfst
- ϟ Krabbensalat mit Mayonnaise
- ● Linsen-Pastete, Glas, grano Vita (R)

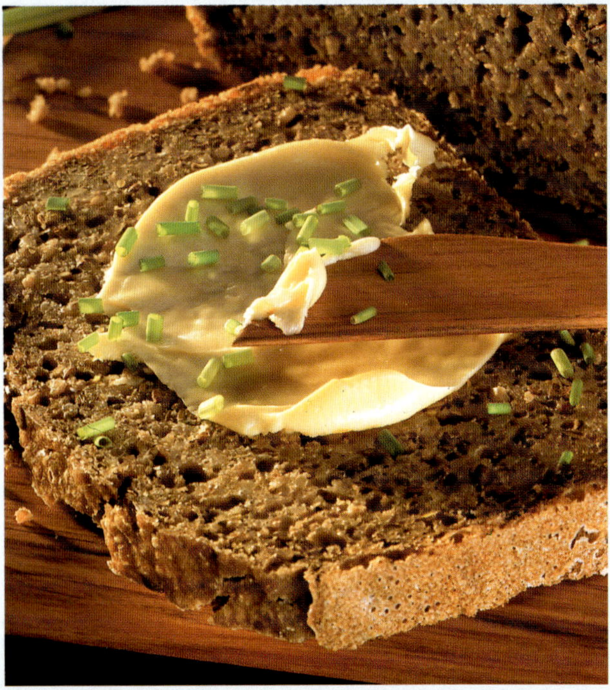

- Maissalat
- Ochsenmaulsalat
- Partysalat
- Pastete – Champignon, Curry-Ananas, Karotte-Mandel, Vitaquell (R)
- Pastete – Tomate, Vitaquell (R)
- Pasteten, alle Sorten, Dose, Tartex (R)
- Putenbrustsalat
- Putensalat, Du darfst
- Ratsherren-Salat, Cenovis (R)
- Räucherlachssalat
- Red Kidney feuriger Brotaufstrich, Glas, grano Vita (R)
- Rote Bete-Salat, Cenovis (R)
- Russischer Salat
- Sandwich-Pasteten, alle Sorten, Dose oder im Darm, grano Vita (R)
- Schinken-Lauch-Salat
- Schinken-Lauch Salat, Du darfst
- Seelachssalat
- Selleriesalat, Nadler
- Thunfischsalat
- Tofu-Pasteten, alle Sorten, Glas, grano Vita (R)
- Tofu-Salat Mexico, Nuxo (R)
- Tofu-Salat, alle anderen Sorten, Nuxo (R)
- Toscana-Salat, Cenovis (R)
- Tzatziki, Dr. Oetker
- Ungarischer Salat
- Vegetarische Jagdwurst, Landwurst, Leberwurst, im Darm, grano Vita (R)
- Vegetarische Lyoner oder Mortadella, im Darm, grano Vita (R)
- Vegetarischer „Fleischsalat“, Glas, grano Vita (R)
- Waldorfsalat
- Yofresh, alle Sorten
- Zaziki Delikateß, Nadler
- Zazikisalat, Nadler

Brotaufstrich, süss

- Apfelkraut, Birnenkraut
- Erdnuss-Butter, -Crunchy, -mus, diverse Hersteller
- Fruchtaufstrich, z. B. Mövenpick, Du darfst
- Hasel-Nougat-Creme, grano Vita (R)
- Honig
- Konfitüre
- Konfitüre mit Fruchtzucker oder Süßstoff
- Melasse (dunkler Sirup)
- Milky Way Brotaufstrich
- Nuß-Mandel-Mix in Honig, grano Vita (R)
- Nuß-Nougat-Creme Diät, Schneekoppe
- Nutella und andere Nuss-Nougat-Cremes
- Pflaumenmus
- Pflaumenmus mit Fruchtzucker oder Süßstoff
- Rübenkraut
- Schoki-Nuss-Creme, Nuxi (R)
- Sirup
- Sirup Diät, Schneekoppe

Feinkost

- Artischocken in Öl
- Bohnenpeperoni
- Bohnensalat
- Champignons in Marinade
- Cornichons
- Cornichons, mit Süßstoff
- Gemüse in Öl
- Getrocknete Tomaten in Öl
- Gurken, z. B. Dillgurken, saure Gurken, Salzgurken
- Karottensalat
- Karottensalat, mit Süßstoff
- Krautsalat
- Kürbis, süßsauer
- Kürbis, mit Süßstoff
- Maiskölbchen
- Mixed Pickles
- Paprika in Öl

- Peperoni
- Pusztasalat
- Rohkostsalat, mit Öl
- Rote Bete
- Rote Bete, mit Süßstoff
- Selleriesalat
- Selleriesalat, mit Süßstoff
- Silberzwiebeln
- Tomatenpaprika
- Wachsbohnensalat
- Weißkrautsalat, mit Öl

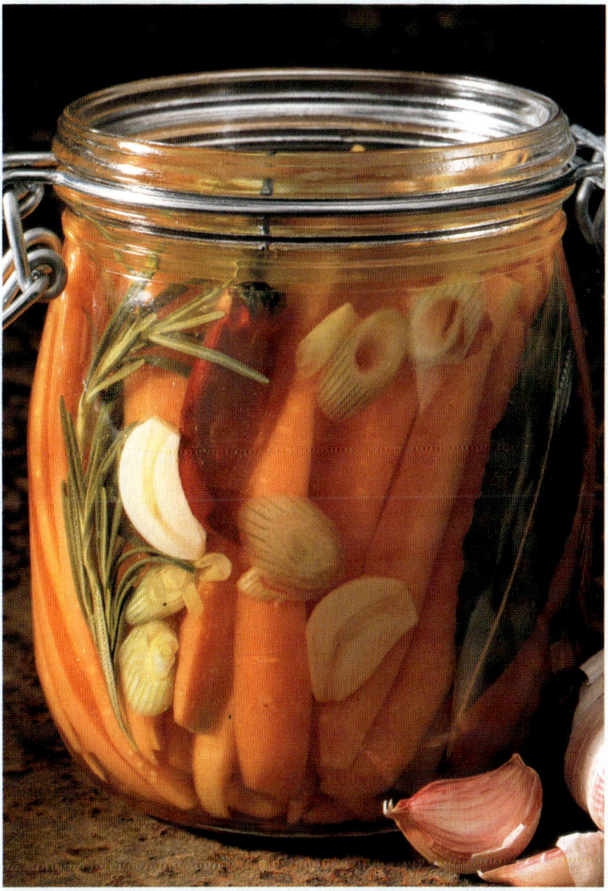

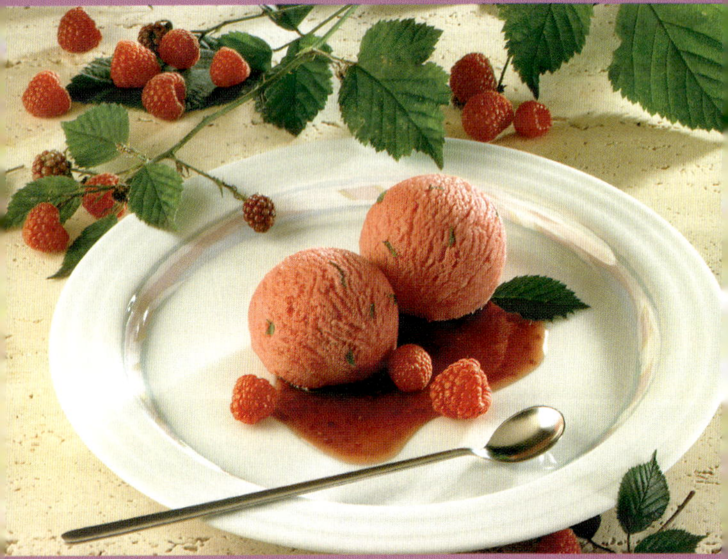

Kleine und große Verführer

Süßungsmittel, Süßspeisen und Eiscreme
Naschwerk und Knabberartikel

Schwangere entwickeln ab und zu Heißhunger auf cremige Süßigkeiten oder Salzig-Knuspriges. Solche gelegentlichen „Attacken“ sind kein großes Problem, erst wenn Pudding oder Chips regelmäßig zum „Hauptgericht“ werden, verdrängen sie ausgewogene Mahlzeiten und schränken die notwendige Vielfalt an Nährstoffen ein. Fettarme Süßwaren sind übrigens vergleichsweise harmlos und an grünen Punkten zu erkennen.

Desserts und Süßspeisen

- 🟡 Creme-Dessert, Becher, alle Sorten, natreen
- 🟡 Diät-Creme Schoko oder Vanille, Becher, Ehrmann
- 🔴 Diät-Mousse Schoko oder Vanille, Becher, Ehrmann
- ⚡ Duo de Mousses, Duo de Creme, Becher, alle Sorten, Nestlé
- 🟢 Fruchtkaltschale, Tüte, diverse Hersteller
- 🟢 Götterspeise, Becher, diverse Hersteller
- 🟢 Götterspeise, Becher, natreen
- 🟢 Götterspeise, Tüte, diverse Hersteller
- 🟡 Götterspeise mit Vanillesoße, Becher, diverse Hersteller
- 🟡 Grieß-Flammeri, Tüte, diverse Hersteller
- 🟡 Grießpudding mit Fruchtsoße, Becher, diverse Hersteller
- 🟢 Grießpudding mit Kirschsoße, Becher, Nestlé
- 🟡 Kaiserschmarrn, Beutel, Mondamin
- 🔴 Milchfrisch Vanille oder Schoko, Becher, Ehrmann
- 🟡 Milchreis, Beutel, Mondamin
- 🟡 Mousse au Chocolat, Becher, natreen
- 🔴 Mousse au chocolat, Tüte, diverse Hersteller
- ⚡ Mousse au chocolat und Mousse au vanille, Becher, diverse Hersteller
- 🟡 Mousse Tropic, Becher, natreen
- 🔴 Paradiescreme, alle Sorten, Dr. Oetker
- 🟡 Pudding, alle Sorten, Becher, natreen
- 🔴 Pudding mit Sahne, Becher, diverse Hersteller
- 🟡 Pudding mit Sahne, Diät, Becher, diverse Hersteller
- 🟡 Pudding mit Soße, alle Sorten, Becher, Nestlé
- 🟡 Puddingpulver, Schokoladengeschmack, diverse Hersteller
- 🟢 Puddingpulver, alle anderen Sorten, diverse Hersteller
- 🟢 Rote Grütze, Becher, natreen
- 🟢 Rote Grütze, Glas, diverse Hersteller
- 🟢 Rote Grütze, Tüte, diverse Hersteller
- 🟢 Rote Grütze, Diät, Glas, diverse Hersteller

- ● Rote Grütze Light mit Sahnesoße, Becher, diverse Hersteller
- ● Rote Grütze mit Sahnesoße, Becher, diverse Hersteller
- ● Rotwein Creme oder Weißwein Creme, Tüte, Dr. Oetker
- ● Rotweincreme oder Weißweincreme, Becher, Dr. Oetker
- ● Saucenpulver, Schokoladen-, diverse Hersteller
- ● Saucenpulver, Vanille-, diverse Hersteller
- ● Schokoladenpudding mit Vanillesoße, Becher, diverse Hersteller
- ● Sojadessert, Becher, verschiedene Sorten, diverse Hersteller (R)
- ● Wölkchen Vanille, Cappuccino, Schokolade, Becher, Onken

Eiscreme

- ϟ Big Mandel oder Big Schoko, bofrost (H)
- ● Calippo, alle Sorten, Langnese
- ● Capri, Langnese
- ● Caretta-Orange, Schöller
- ● Cola-Eis, diverse Hersteller
- ● Cornetto, Bottermelk-Zitrone, Erdbeer, Langnese
- ● Cremissimo , Erdbeer, Pfirsich, Heidelbeer, Langnese
- ● Cuja Mara Split, Langnese
- ● Diät-Becher-Erdbeer, Schöller
- ● Eiscreme Erdbeer, Schoko, Vanille, natreen
- ● Eiscreme mit Früchten, Nüssen oder Schokolade, diverse Hersteller
- ϟ Eiskonfekt, diverse Hersteller
- ● Freezer Cherry, Manhattan
- ● Fruchteis
- ● Fruchteis-Riesen, bofrost (H)
- ● Happen, Langnese
- ϟ Macao Vanille oder Mandel, Manhattan
- ϟ Magnum, alle Sorten, Langnese
- ● Mister Long, Langnese

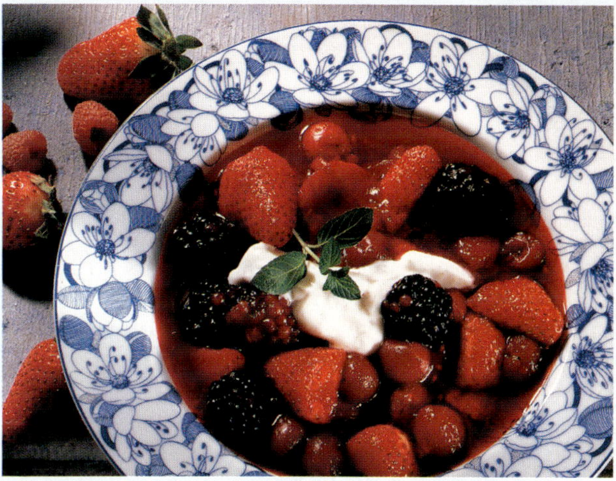

- ⚡ Mister Long Choc, Langnese
- ⚡ Nogger Choc, Langnese
- ⚡ Rieseneis am Stiel, „Die Sparsamen“, Spar
- 🟡 Solero, alle Sorten, Langnese
- 🟡 Sundae Eis mit Erdbeersauce, McDonald´s
- 🟢 Zitronen Sorbet, diverse Hersteller

Naschwerk

- 🔴 After Eight
- 🔴 Balisto-Riegel, alle Sorten
- ⚡ Bananenchips
- ⚡ Carob-„Schokolade“
- 🔴 Choco Crossies
- 🔴 Chocolait Chips
- 🟡 Color-Rado, Haribo
- 🔴 Duplo
- 🟢 Dinkel-Riegel, alle Sorten, Erbacher (V)
- 🟢 Fruchtbonbons
- 🟢 Fruchtgummi, alle Sorten
- 🟢 Fruchtschnitte, alle Sorten, diverse Hersteller (R)
- 🟢 Geleefrüchte
- 🟢 Gummibärchen
- 🔴 Hanuta

Achtung Verstopfung

Geben werdende Mütter ihrer Vorliebe für Süßigkeiten zu sehr nach, bleibt oft die Versorgung mit Ballaststoffen auf der Strecke. Dabei sind Quell- und Faserstoffe für Schwangere besonders wichtig. Eine Verstopfung stellt sich bei ihnen leicht ein, weil Hormone die Darmbewegungen bremsen und vom Arzt verschriebene Eisenpräparate den Darm zusätzlich belasten. Abführmittel sollten nur auf ärztlichen Rat genommen werden und nur, wenn der Beipackzettel keinen Warnhinweis enthält.

- ● Kandierte Früchte
- ● Karamellbonbons, hart
- ● Karamellbonbons, weich und gefüllt
- ● Kaubonbons
- ● Kaugummi, alle Sorten
- ● Knusper-Riegel, Diät, alle Sorten, Schneekoppe
- ● Lakritze
- ϟ Lakritze, salzig, dänische oder holländische
- ● Marshmallows
- ● Marzipan, gefüllt
- ● Marzipan, pur oder mit Schokoladenüberzug
- ϟ Milchschnitte, Ferrero
- ● Müesli-Fruchtschnitte, Diät, Schneekoppe
- ● Multivitaminbonbons
- ● Müsli-Riegel, alle Sorten, diverse Hersteller
- ● Müsli-Riegel, alle Sorten, diverse Hersteller (R)
- ● Negerkuss
- ● Nougat
- ● Nüsse in Dragee- oder Schokoladenhülle
- ● Nuss-Schnitte, -Riegel, alle Sorten, diverse Hersteller (R)
- ϟ Praline oder Trüffel, (z. B. auch Giotto, Rocher, Raffaelo)
- ϟ Praline oder Trüffel, Diät

- ● Rumkugeln
- ● Salmiakpastillen
- ϟ Schokolade, alle Sorten, diverse Hersteller
- ϟ Schokolade, alle Sorten, Diät, diverse Hersteller
- ϟ Schokoriegel, z. B. Mars, Milky Way, Bounty, Snickers, diverse Hersteller
- ϟ Smarties
- ● Studentenfutter
- ● Traubenzucker, Bonbons oder Täfelchen, diverse Hersteller
- ● Trockenfrüchte, alle Sorten

Knabbereien

- ϟ Bacon-Snack, diverse Hersteller
- ● Brot-Chips, diverse Hersteller
- ϟ Cashewnüsse, geröstet und gesalzen
- ● Cracker, diverse Hersteller
- ● Dinkelvollkorn-Chips, Erbacher (V)
- ● Dinkelvollkorn-Käse-Chips, Erbacher (V)
- ● Erdnüsse, geröstet und gesalzen
- ϟ Erdnussflips, diverse Hersteller
- ● Grissini, Costa Azzurra
- ● Grissini, Schweizer Stöckli
- ϟ Käsegebäck, diverse Hersteller
- ϟ Kartoffelchips, diverse Hersteller
- ● Kartoffelchips, diverse Hersteller (R)
- ϟ Krupuk, asiatisches Krabbenbrot
- ● Mandeln, geröstet und gesalzen
- ● Orvita Dreikorn-Kräcker, grano Vita (R)
- ● Popcorn
- ● Reisgebäck, diverse Hersteller
- ● Salzstangen oder -brezeln, diverse Hersteller
- ● Vollkorn Dinkel-Flips Bio, Liebhart´s Gesundkost (R)
- ● Vollkorn-Salzstangen oder -brezeln, diverse Hersteller (R)

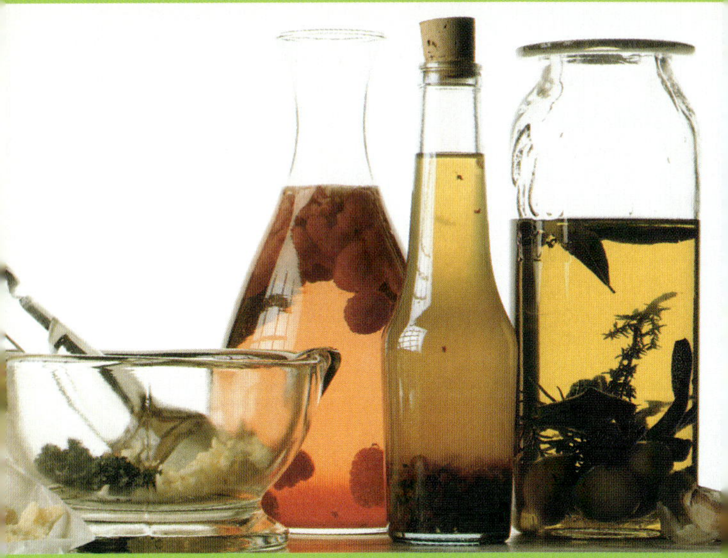

Was man sonst noch braucht

Fette, Öle und Margarine
Würzmittel, Koch- und Backzutaten

Bei Fetten und Ölen können Schwangere und Stillende „grüne Punkte" sammeln und damit die ungünstigen versteckten Fette aus anderen Lebensmittelgruppen ausgleichen. Wer sein Kind „auf den Geschmack" bringen möchte, langt außerdem bei Gewürzen und Kräutern kräftig zu. Nur Vorsicht bei allzu stark gewürzten Chiligerichten; der brennend scharfe Inhaltsstoff Capsaicin könnte in die Muttermilch übergehen und dem Säugling die Tränen in die Augen treiben.

Fette, Öle und Margarine

- 3-Fruchtöl, Vitaquell (R)
- Basilico, Mazola
- Becel Diät 3 Pflanzenöl
- Becel Diät Backmargarine
- Becel Diät Margarine
- Becel Diät Pflanzencreme
- Becel Diät Pflanzenfett
- Becel Diät Vital Halbfettmargarine
- Biskin Pflanzenfett
- Biskin Speiseöl
- Biskin Spezial
- Biskin Spezial Pflanzencreme
- Biskin Spezial-Öl
- Brotaufstrich, Du darfst (Margarine)
- Butter (auch Süß- und Sauerrahmbutter)
- Butterschmalz
- Dante Margarine
- Distelöl
- Entenfett
- Erdnussöl
- Flora – Reform Margarine
- Freiburger Schmalztöpfle, vegetarisches Schmalz, alle Sorten, Tartex (R)
- Gänseschmalz
- Gourmel – Pflanzenmargarine, Vitaquell (R)
- Halbfettbutter
- Hammel-, Schaf-, Lammfett
- Hanföl
- Haselnussöl
- Heiße Küche – Pflanzenöl, Vitaquell (R)
- Heiße Küche Riegel – Pflanzenfett, Vitaquell (R)
- Holsteiner Liesel, vegetarisches Schmalz, grano Vita (R)
- Hühnerfett
- Keimöl, Mazola
- ϟ Kokosfett
- Kräuterbutter und andere Butterzubereitungen

- Kürbiskernöl
- Lätta Halbfettmargarine
- Leinöl
- Livio-Öl
- Lüneburger Kräuterschmalz, vegetarisch, grano Vita (R)
- Maiskeimöl
- Olima, Pflanzenmargarine, Eden (R)
- Olivenöl
- Palmin, Platte
- Palmin, Soft
- Pflanzen-Margarine die Leichte, Eden (R)
- Pflanzen-Margarine iß fünf, Eden (R)
- Pflanzen-Margarine Vollwert, Eden (R)
- Pflanzliches Schmalz, Deli Reform, Rau
- Pikantino mit Apfel und Zwiebel, vegetarisches Schmalz, Vitaquell (R)
- Pikantino mit Röstzwiebeln und Meersalz, vegetarisches Schmalz, Vitaquell (R)
- Rama balance Margarine
- Rama Margarine
- Rapsöl
- Rinderfett
- Sanella Margarine
- Schweineschmalz
- Sesamöl
- Sojaöl
- Sonne & Olive, Pflanzenöl, Thomy
- Sonnenblumenmargarine
- Sonnenblumenöl
- SonOliv, Pflanzenöl, Vitaquell (R)
- Traubenkernöl
- Unsere Extra – Pflanzenmargarine, Vitaquell (R)
- Unsere Klassische – Pflanzenmargarine, Vitaquell (R)
- Unsere Vollwertige Bio – Pflanzenmargarine, Vitaquell (R)
- Vitagen – Pflanzenfett, Vitaquell (R)
- Vitasieg – Pflanzenmargarine, Vitaquell (R)

- Vitazell – Pflanzenmargarine, Vitaquell (R)
- Vitazell leicht – Pflanzenmargarine, Vitaquell (R)
- Walnussöl
- Weizenkeimöl
- Yofresh Halbfettmargarine

Gewürze und Würzmittel

- Aromat Universal, Knorr
- Backaromen
- Cenofix, alle Sorten, Cenovis (R)
- Curry, alle Sorten, Paste oder Pulver
- Essenzen, natürliche
- Essig, alle Sorten, diverse Hersteller
- Fix für Salatsaucen, alle Sorten, Maggi
- Fix-Produkte, alle Sorten, Knorr oder Maggi
- Gartenkräuter, getrocknet
- Gewürze, reine Sorten, ganz oder gemahlen
- Gewürzmischungen, alle Sorten
- Gewürzsalze, alle Sorten
- Gewürzzubereitungen, alle Sorten
- Grüner Pfeffer
- Ingwerwurzel, frisch
- Kapern
- Kräuter, frisch
- Kräuter in Öl
- Kräuter, tiefgefroren
- Kräuterlinge, alle Sorten, Knorr

Vernünftig salzen

Früher riet man Schwangeren, mit dem Salzstreuer extrem vorsichtig umzugehen, um Wassereinlagerungen und Bluthochdruck (Gestose) zu vermeiden. Kochsalz bindet zwar Wasser an den Körper, doch die Erkrankung hat mit dem Salzkonsum nichts zu tun. Frauen, die ein Kind erwarten oder stillen, benötigen sogar etwas mehr Kochsalz als sonst.

- Maggi Flüssigwürze
- Meerrettich, frisch
- Mittelmeerkräuter, getrocknet
- Paprika und Chili, alle Sorten, Mark oder Pulver
- Salatkrönung, alle Sorten, Knorr
- Sambal Oelek
- Senf, alle Sorten, diverse Hersteller
- Sojasauce
- Streuwürzmittel natriumarm, Cenofix (R)
- Tabasco
- Worcestershiresauce, diverse Hersteller

Süssungsmittel

- Ahornsirup
- Apfeldicksaft oder Birnendicksaft
- Brauner Zucker
- Fruchtzucker
- Gelierzucker
- Getrockneter Zuckerrohrsaft
- Heller Sirup
- Honig
- Melasse
- Milchzucker
- Süßstoff Acesulfam
- Süßstoff Aspartam
- Süßstoff Cyclamat
- Süßstoff Saccharin
- Traubenzucker
- Ur-Süsse, grano Vita (R)
- Weißer Zucker
- Zuckeraustauschstoff Isomalt
- Zuckeraustauschstoff Mannit
- Zuckeraustauschstoff Sorbit
- Zuckeraustauschstoff Xylit
- Zuckerrübensirup (Rübenkraut)

Koch- und Backzutaten

- ● Agar-Agar
- ● Backpulver, diverse Hersteller
- ● Belegkirschen, diverse Hersteller
- ● Bierhefe (Pulver, Flocken), diverse Hersteller
- ● Biobin, pflanzliches Bindemittel, Tartex (R)
- ● Blütenpollen
- ● Carobpulver
- ● Gelatine, gemahlen oder Blatt, rot oder weiß
- ● Hefe, frisch oder getrocknet
- ● Inulin (löslicher Ballaststoff in Pulverform)
- ● Kakaopulver
- ● Klassische Mehlschwitze hell oder dunkel, Mondamin
- ● Kokosmilch, Dose, diverse Hersteller
- ● Kokosmilch, frisch aus der Nuss
- ϟ Kokoscreme, Dose, diverse Hersteller
- ● Kokosnussraspel
- ● Krokant aus Mandeln oder Nüssen, diverse Hersteller
- ϟ Kuchenglasur, alle Sorten, diverse Hersteller
- ● Kuvertüre, hell oder dunkel, diverse Hersteller
- ● Marzipanrohmasse
- ● Mayonnaise, 80%, diverse Hersteller
- ● Meerrettich, tafelfertig, Glas oder Tube, diverse Hersteller
- ● Miracel Whip Balance, Kraft
- ● Miracel Whip, Glas oder Tube, Kraft
- ● Mohnmasse
- ● Nestargel, pflanzliches Bindemittel, Nestlé (A)
- ● Orangeat, diverse Hersteller
- ● Paniermehl
- ● Paniermehl, Graham-, grano Vita (R)
- ● Pektin, flüssig oder Pulver
- ● Pflanzlicher Saucenbinder aus Johannisbrotkernmehl oder Pfeilwurzmehl, diverse Hersteller
- ● Pizzafix, Dr. Oetker
- ● Reisteigplatten, chinesische

- Remoulade, Glas oder Tube, diverse Hersteller
- Rot-Gelb (Senf mit Ketchup), Thomy
- Rot-Weiß (Mayonnaise mit Ketchup), Thomy
- Rumrosinen
- Sahnemeerrettich, Glas oder Tube, diverse Hersteller
- Sahnesteif, diverse Hersteller
- Salatcreme, diverse Hersteller
- Salatcroûtons, diverse Hersteller
- Salatmayonnaise, 50%, diverse Hersteller
- Semmelbrösel
- Schokoladenraspel, -flocken usw., diverse Hersteller
- Soßenbinder hell oder dunkel, Mondamin
- Speisefarben, Schwartau
- Tofunaise (Soja-Mayonnaise), Cenovis (R)
- Tomatenketchup, alle Sorten, diverse Hersteller
- Tomatenmark, Dose oder Tube, diverse Hersteller
- Tomatenpüree, ungewürzt, diverse Hersteller
- Tortenguß, gezuckert, klar oder rot, Dr. Oetker
- Tortenguss, klar oder rot, diverse Hersteller
- Vanille-Zucker aus echter Vanille, diverse Hersteller
- Vanillin-Zucker, diverse Hersteller
- Zitronat (Sukkade), diverse Hersteller
- Zuckerdekor oder bunte Zuckerstreusel, diverse Hersteller
- Zuckerschrift, Schwartau

Brühen

- Brühwürfel, Maggi
- Feine Gemüsebrühe, Tetra Pack, Erasco
- Feine Hühnerbrühe, Tetra Pack, Erasco
- Feine Rinderbrühe, Tetra Pack, Erasco
- Fette Brühe, Würfel, diverse Hersteller
- Fleischsuppe klar, Dose, Knorr
- Fleischsuppe klar, Würfel, Knorr

- 🔴 Gemüsebrühe bio, Würfel, Cenovis (R)
- 🟡 Gemüsebrühe feinkörnig bio, Glas, Cenovis (R)
- 🟡 Gemüsebrühe natriumarm, Würfel, Cenovis (R)
- 🟡 Gemüse-Brühe, Tartex (R)
- 🟡 Gemüsekraftbouillon, Glas oder Dose, Knorr
- 🟡 Klare Brühe gekörnt, Glas, Cenovis (R)
- 🔴 Klare Delikateßbrühe, Glas oder Dose, Knorr
- 🔴 Klare Gemüsebrühe bio, Würfel, Cenovis (R)
- 🟡 Klare Gemüsesuppe fettfrei, Glas, Cenovis (R)
- 🔴 Klare Hühnersuppe extra, Dose, Maggi
- 🟡 Kräuterbouillon, Glas, Knorr

Feinschmecker in Mutters Bauch

Mütter prägen während der Schwangerschaft die Vorlieben ihrer Kinder durch eigene Essgewohnheiten. Schon in der siebten, achten Woche kann das Ungeborene herausschmecken, ob das Fruchtwasser süß ist, und es entwickelt eine Vorliebe für die süße Note. Auch der Sinn für bitter und salzig entwickelt sich in den ersten vorgeburtlichen Lebensmonaten. Sogar – man mag es kaum glauben – für „Umami“, den Geschmack der Aminosäure Glutamat, die wir vor allem als Zusatzstoff bei Fertiggerichten kennen, haben Föten bereits einen ausgeprägten Sinn.

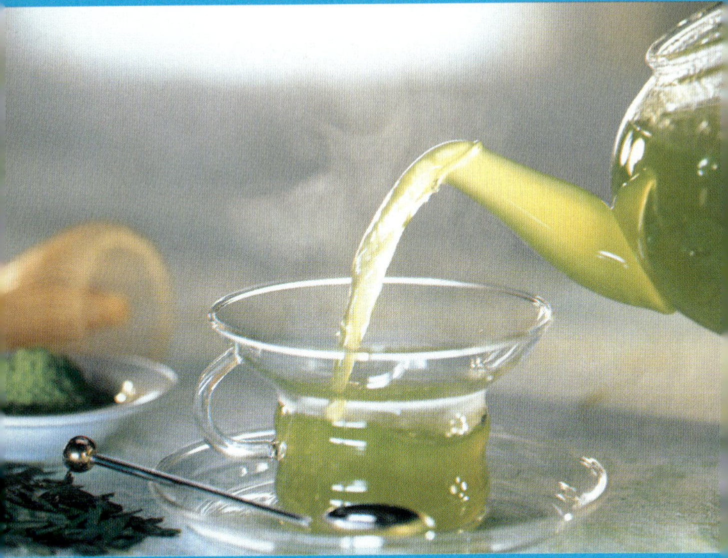

Gegen den Durst

Säfte, Limonaden und andere Getränke

Schwangere benötigen viel Flüssigkeit, weil ihr Blutkreislauf schließlich für zwei sorgen muss. Der einfachste und billigste Durstlöscher ist natürlich Leitungswasser. Säfte und Milchmixgetränke liefern darüber hinaus wichtige Inhaltsstoffe. Bei Kaffee, Tee und Colagetränken sollten werdende Mütter vorsichtig sein, weil das darin enthaltene, anregend wirkende Koffein die Plazenta passiert und direkt auf den Fötus wirkt.

Säfte, Limonaden und andere Getränke

- Apfelschorle
- Aromatisierter Tee (Basis grüner Tee)
- Aromatisierter Tee (Basis schwarzer Tee)
- Bier, alkoholfrei
- Bitter Lemon, diverse Hersteller
- Bitter Lemon light, diverse Hersteller
- Buttermilch-Mixgetränke, diverse Hersteller
- Cappuccino, verschiedene Geschmacksrichtungen, diverse Hersteller
- Cappuccino mit aufgeschäumter Milch oder Sahne
- Cola-Getränke, diverse Hersteller
- Cola-Getränke, koffeinfrei, diverse Hersteller
- Cola-Getränke light, diverse Hersteller
- Eistee, diverse Hersteller
- Eistee light, diverse Hersteller
- Erfrischungsgetränke mit Guarana
- Espresso
- Früchtetee
- Fruchtnektar mit Zucker oder Süßstoff, diverse Hersteller
- Fruchtsaft
- Fruchtsaft mit Ballaststoffen, verschiedene Sorten, diverse Hersteller
- Fruchtsaft mit Früchtetee, diverse Hersteller
- Fruchtsaft mit Kalziumzusatz, diverse Hersteller
- Fruchtsaft mit Vitaminzusatz, diverse Hersteller
- Fruchtsirup als Zusatz für selbst gesprudeltes Mineralwasser
- Fruchtsirup ohne Zucker als Zusatz für selbst gesprudeltes Mineralwasser
- Gemüsesaft, verschiedene Sorten, diverse Hersteller
- Gemüsetrunk, verschiedene Sorten, diverse Hersteller
- Ginger Ale, diverse Hersteller
- Grüner Tee
- Instant Kakao, diverse Hersteller

- Isotonische Getränke, diverse Hersteller
- Isotonische Getränke light, diverse Hersteller
- Kaffee
- Kakaogetränk, 1,5 % Fett, diverse Hersteller
- Kakaogetränk, 3,5 % Fett, diverse Hersteller
- Kräutertee
- Landkaffee, diverse Hersteller
- Leitungswasser
- Limonade, verschiedene Geschmacksrichtungen, diverse Hersteller
- Limonade Light, verschiedene Geschmacksrichtungen, diverse Hersteller
- Malzbier, diverse Hersteller
- Malzkaffee, diverse Hersteller
- Milchmixgetränk, 1,5 % Fett, verschiedene Geschmacksrichtungen, diverse Hersteller
- Milchmixgetränk, 3,5 % Fett, verschiedene Geschmacksrichtungen, diverse Hersteller
- Milchshake, alle Sorten, McDonald´s
- Mineralwasser, diverse Hersteller
- Mineralwasser, natriumarm, diverse Hersteller
- Molkedrink, verschiedene Geschmacksrichtungen, diverse Hersteller

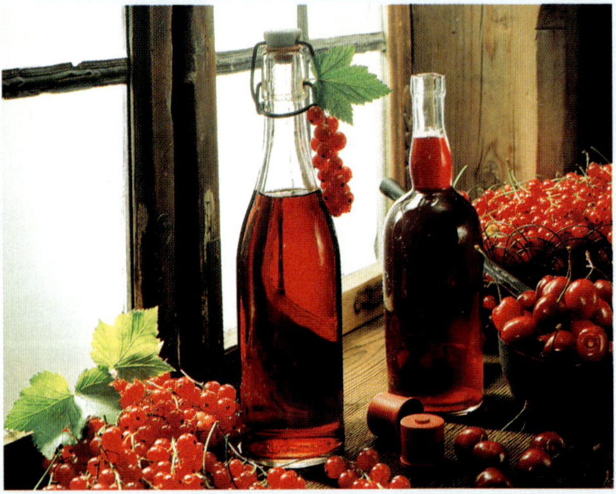

- 🟢 Rooibuschtee
- 🟢 Schaumwein, alkoholfrei, Faber
- 🟡 Schwarzer Tee
- 🔴 Sirup, aromatisiert
- 🟡 Soja Drink, gesüßt, verschiedene Geschmacksrichtungen, diverse Hersteller (R)
- 🟢 Soja Drink, ungesüßt, diverse Hersteller (R)
- 🔴 Tee mit Guarana
- 🔴 Tonic Water, diverse Hersteller
- 🟡 Tonic Water light, diverse Hersteller
- 🔴 Trinkschokolade
- 🔴 Zitronentee-Getränk, diverse Hersteller

Gutes Wasser

Im Ausland findet niemand etwas dabei, eine Kanne Leitungswasser auf den Tisch zu stellen. Bei uns ist das nicht üblich, obwohl unser Wasser einwandfrei ist. Die Qualität garantiert das Wasserwerk – allerdings nur bis zur hauseigenen Installation. Danach ist der Hausbesitzer zuständig. Alte Bleirohre können das Wasser über Nacht mit Bleispuren belasten. Wer sich darüber Sorgen macht, lässt eine Wasserprobe beim örtlichen Gesundheitsamt oder bei der Stiftung Warentest gegen eine Gebühr untersuchen.

Bildnachweis

P. Bourrier 13
CMA, Bonn 58
E. Lauenstein 5
Mosaik Verlag 94, -/Brauner 32, 39, 44, 55, 65, 68, 77, -/
Eising 47, 71, -/Feuz 84,-/
Goldmann 78, -/Newedel 18, 26, 35, 74, 92, -/Rieck 81, -/
Seiffe 63, -/Teubner 51
PhotoDisc Inc. 21, 24
T. Stone Bilderwelten/Monneret 2, -/Weinberg 11

Umschlaggestaltung: Heinz Kraxenberger, München
Umschlagfoto: Karl Newedel
Layout: Peter Pleischl, München
Druck: Alcione, Trento
Bindung: Ecoprint, Lavis-Trento
Printed in Italy
ISBN 3-576-11414-9